教育部高校示范马克思主义学院和优秀教学科研团队建设项目（重点选题）：
医药类高校思想政治理论课有效性提升机制研究（19JDSZK004）

百名医家医德故事

BAIMING YIJIA YIDE GUSHI

严家凤　董玉节　尤吾兵 ◎ 编著

ARCTIME
时代出版
时代出版传媒股份有限公司
安徽科学技术出版社

图书在版编目(CIP)数据

百名医家医德故事 / 严家凤,董玉节,尤吾兵编
著.--合肥:安徽科学技术出版社,2024.9
ISBN 978-7-5337-8664-9

Ⅰ.①百… Ⅱ.①严… ②董… ③尤… Ⅲ.①医务道
德-通俗读物 Ⅳ.①R192-49

中国版本图书馆 CIP 数据核字(2022)第 249415 号

百名医家医德故事　　　　　　　　严家凤　董玉节　尤吾兵　编著

出 版 人:王筱文　　　　选题策划:杨 洋　　　　责任编辑:王丽君
责任校对:程 苗　　　　责任印制:梁东兵　　　　装帧设计:武 迪
出版发行:安徽科学技术出版社　　　　http://www.ahstp.net
　　　　(合肥市政务文化新区翡翠路 1118 号出版传媒广场,邮编:230071)
　　　　电话:(0551)63533330
印　　制:合肥创新印务有限公司　　　电话:(0551)64321190
(如发现印装质量问题,影响阅读,请与印刷厂商联系调换)

开本:710×1010　1/16　　　印张:20.5　　　字数:410 千
版次:2024 年 9 月第 1 版　　　印次:2024 年 9 月第 1 次印刷

ISBN 978-7-5337-8664-9　　　　　　　　　定价:86.00 元

在悠久的医学历史长河中,医德与医术始终是支撑健康与挽救生命的两大基石。如果说医术是医学的机体,那么医德就是其灵魂。"无德不成医",这句古训不仅强调了医德对于医疗质量的重要性,更突显了它在架构医患之间相互信任和相互尊重"桥梁"中的关键作用。医德的重要性,还在于它跨越文化和时代,成为医学实践的共同价值追求。尤其在现代社会,随着医疗技术的飞速发展,医德更是被赋予了新的内涵和更广泛的影响力,它不仅是个体医生的职业道德规范,更成为医学发展和医学教育中不可或缺的部分。

《百名医家医德故事》一书,通过精选国内外百名医家的感人故事,深入挖掘每位医家背后的真实故事,让读者感受到他们无私奉献、救死扶伤的大爱情怀和卓越品质,展现出那些跨越文化和时代、影响深远的医德精神。这些故事不仅是医者的事迹展示,更是医德精神的传承和发扬。书中精选的医德故事各有侧重,有的家喻户晓,如"日尝百草,良药济苍生"的神农氏,他被誉为中医药学的创始人,以其亲身试药、探索药性的故事传颂千古;"神医着圣手,乱世救黎民"的华佗,他以卓越的医术和高尚的医德,在乱世中救治百姓,被誉为"神医";还有"提灯女神,献身护理"的南丁格尔,她以无私的奉献精神和卓越的组织能力,创立了现代护理学,成为医护人员的楷模。这些故事不仅表现了医者们超群的职业精神,更体现了他们对生命的尊重和对医学事业的无私奉献。除了这些著名的医家,书中还收录了一些虽不太广为人知但同样影响深远的医者,如"良方刻于木,祛疫以救民"的李东垣,他是医学史上"金元四大家"之一,提出了"脾胃学说",在医学理论和实践上都有重大贡献;"事师如事亲,用药如用刑"的罗天益,他提出医者对待病人要如同对待亲人一样,用药需慎重如同用刑一样,强调了医者的责任和谨慎;以及"心系临终病人,创办关怀医院"的桑德斯,他关注临终病人的安宁疗护,并为此创办了专门的关怀机构,改变了社会对临终关怀的看法。这些医家的故事,虽然可能不如前述的名家那样家喻户晓,但他们在医德发展和医学进步中的贡献却是不可忽视的。

    需要着重指出的是,本书这些故事的收集者和整理者是我们这个时代一群可爱的医学生们。本书的编写初衷源于我们医学伦理学教研室老师在授课过程中的一个想法:希望通过学生自己撰写医家医德小故事,让他们在写作过程中亲身感知和学习医家的精神内核。这样的过程不仅是对医学知识的一次深入探索,也是对心灵的一次洗礼,希望医德的种子在他们年轻的心灵中悄然播下,等待在未来的实践中嫣然绽放。本书的成书过程充满挑战,多届学生参与其中,他们在指导老师的悉心带领下反复修改,字斟句酌。这一过程中的每一次讨论和修改,不仅是对文笔和思维的一次锻炼,更是对医德故事背后深意的再一次挖掘,确保每个故事都能精准传达出医家的精神内涵。尽管学生们的笔触可能略显稚嫩,内容上也有很多需要完善的地方,但他们确实是在用心写作,展现出来的真挚情感是最能打动人的。在这里,我们要给予他们最诚挚的鼓励,相信随着时间的推移和实践的积累,这些年轻的医学生会对医德有更深刻的理解和表达。

　　本书不仅是一次学术性的尝试,更是一次情感与智慧的结合。每一位参与者都倾注了大量的热情和精力,旨在准确传达出医德的真谛。我们希望通过这些医家的故事激发读者对医学伦理的深刻思考,同时希望这些故事成为医学生学习和实践医德的典范。我们对参与本书编写的所有老师、学生表示衷心的感谢,对安徽科学技术出版社及负责本书出版的各位老师表示最真挚的谢意,同时也对阅读本书的每一位读者表达最诚挚的敬意,我们希望您能够给出宝贵的建议和意见,帮助我们不断完善和提高。愿我们在医德光芒的照耀下,共同感受医德的力量,努力学习先贤大医的医德精神,为人类的健康事业贡献出自己的力量。

编写组代序

2024 年 6 月 20 日

目录

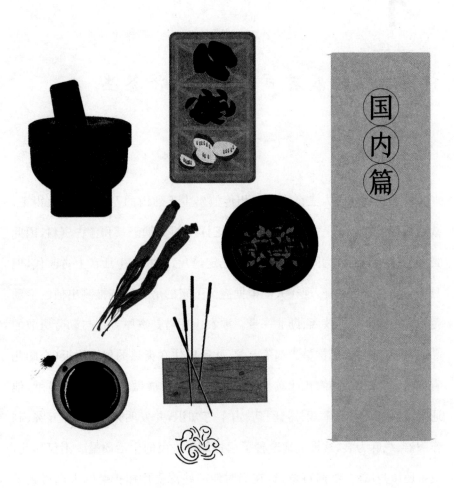

国内篇

神农氏：神农尝百草，良药济苍生

△生平简介

神农氏,姜姓,为三皇之一。相传他出生于烈山的石洞里,因火得王,故称炎帝(注:由于上古时期的记载缺乏详尽的文献记录和考古资料,因此炎帝与神农氏是否为同一人,至今尚无定论)。神农氏生活在上古时代,但具体年代已无从考证,现在人们根据遗留下来的历史遗迹推测出他的活动范围大约在今天的陕西、湖北一带。神农氏凭借其宽厚善良与勤劳勇敢的品质,成年后被人们推举为部落首领,此后居住在炎热的烈山附近(今湖北省厉山镇)。相传神农氏生前为部落的生存和发展做出了卓越的贡献,他通晓文字、图画、音律、乐器、医药、占卜等知识,并发明耒耜、播种五谷、制作陶器、织麻为裳,这极大地改善了远古部落人民的生活质量。不仅如此,炎帝还以身试药,尝遍百草,这在当时使一些深受病痛折磨的人们得到了治疗。

△医德小故事

在上古时期,我们的祖先以捋草籽、采野果、猎鸟兽为生,有时吃了不该吃的东西便会生病。那时的人们得了病根本不知道该怎么办,只能靠自身免疫力来抵抗疾病,很多身体虚弱的老人和孩童在生病后因得不到及时的治疗而失去了宝贵的生命。神农氏看着受疾病折磨痛苦不堪的人们，内心十分忧虑，于是他绞尽脑汁地思考着该如何帮助人们解除身体上的病痛。

一天，神农氏看着地上的花草灌木，不由得想起了"天帝花园"里的奇花异草，那些草药都有着奇特的功效，可治疗疾病、延年益寿。他由此联想到也许人间的这些花草也可以医治疾病。经过一番思考，神农氏决定以身试药，尝尽人间千百种花草，从中寻找对恢复人体健康有益的草药。相传，神农氏长相奇特，为人身牛首，并且一生下来就是个"水晶肚"，五脏六腑几乎是透明的，其身体的这种特殊构造，让他能够感知草药对身体的影响。也正是这样，他发现了千百种草药的疗效，对治疗人体疾病起到了很大的作用，但神农氏也因探究药效服用了过多的草药，导致越来越多的毒素积累在他的身体里。

传说有一次，神农氏在路边无意间看到一种颜色奇特的树叶，恰巧这时他口渴了，就顺手摘了几片放在嘴里咀嚼，而后他意外地发现这种叶子的汁水十分解渴。这个发现让神农氏高兴坏了，便又摘了一些树叶放在嘴里慢慢咀嚼。他嚼着嚼着，便感觉肚子里有东西在摩擦。于是他低头看了看自己透明的肚子，发现被他嚼碎的小树叶正在胃里翻滚，并把他胃肠里黑色的残渣吸附住，然后一起排了出去，这一发现令他非常震惊！这片小小的叶子不仅能解渴，还能把身体里的毒素排出体外。正是因为这次的发现，使得他在之后的尝药过程中一旦误服了毒草，就用它来解救，这小小的树叶就是我们今天日常生活中的必备饮品——茶叶。在了解到尝百草能给人们带来如此多好处后，神农氏便下决心要尝遍所有的草，只有细致了解所有草药的用途，才能真正解救疾苦中的人们。

传说神农氏是误食"断肠草"而死的。有一天,神农氏在观察身边的植物时,忽然发现了一株攀在树上开着一朵朵黄色小花的藤状植物,并且这株植物的叶子还一张一缩的。这激起了神农氏的好奇心,他便采了一些叶子放在嘴里津津有味地咀嚼着。可是没想到,这竟是一种有剧烈毒性的草药(我们现在叫它"断肠草"),他还没有来得及吃下茶叶解毒就不幸去世了,伟大的神农氏就这样在一次意外中倒下了。在山西太原的神釜冈上,至今还留存着神农氏尝药的鼎(神农氏时期只有陶器,并且早已损坏,后世为了纪念这位为民而死的部落领袖,就重新用金属铸了鼎)。后世为了纪念他的智慧和功德,就奉他为"药王之神",并且建立了药王庙,每逢农历四月二十六日(传说这一天是神农氏的生日),人们都会来到药王庙祭祀。我国的川、鄂、陕交界处是天然的中草药库,这正是传说中神农氏尝百草的地方,人们为了纪念他的功绩,就把这一带称为神农架山区。

神农氏以身试药,不顾自身安危,尝遍百草,只为替百姓觅得良药,为人民缓解疾病之苦,终因尝药而献出了宝贵的生命。神农氏以一人之躯托起天下百姓的健康,他无私奉献和勇敢创新的精神奠定了传统医药事业的道德基石,也确立了医药事业要以维护和增进百姓健康为目的的奋斗目标。

2

岐伯：岐黄论医道，经典永流传

△生平简介

岐伯的具体生活年代现已无从考证，只能确定他是中国上古时期著名的医学家，精通医术脉理，后世尊称他为华夏"中医始祖""医圣"。《黄帝内经》（简称《内经》）中，在黄帝问话后总有一个人回答问题，这个人就是岐伯。相传岐伯为黄帝之臣，同时也是黄帝的太医。他奉黄帝之命尝遍百草，研究各种草药的药理。我们今天读到的中医典籍《黄帝内经·素问》（简称《素问》）基本上是以黄帝询问、岐伯作答的方式阐述医学理论，这显示出岐伯在医学上高深的造诣。中国传统医学素称"岐黄"，或谓"岐黄之术"，即突出了岐伯的重要地位。

△医德小故事

相传岐伯的出生地位于岐山，在家中又为长子，故取名岐伯。据传岐伯出生时，岐山上祥光缭绕，数百只吉祥鸟围绕此山飞鸣不停。远亲近邻闻知后大为惊奇，纷纷前来道贺。

相传，那时有位喜欢四处游历采撷花草治病救人的名医，叫中南子。某日，天朗气清，惠风和畅，恰逢岐伯上山采药，看到了不慎跌下山崖的中南子。岐伯将他背回住处，不辞辛苦地日夜救治，从擦洗身躯到煎药饮服都耐心细致，尽全力服侍。老人有了些许体力后，便慢慢睁开了眼睛，目光所及皆是岐伯认真熬药的忙碌身影，老人伸出胳膊颤巍巍地想起身看看，却因伤口未养好不禁痛呼出声。闻声，岐伯立刻放下手中的蒲扇，来到老人床边伺候。岐伯问老人是哪里人，自何方来，老人称自己是"终南山药翁"。

弹指间几个月过去了，中南子见自己身体日渐恢复，便打算离开。岐伯担心他伤势未痊愈，归途又崎岖难走，遂劝说他多留几日。中南子见岐伯聪灵敏锐，药识渊博，便生出多留些时日以教导岐伯的念头。只见他双目轻阖，捋了几下那长长的花白胡子，嘴唇嗫嚅，复又睁开双眸，目光灼灼坚定有力，声音铿锵，"今日起，传你我毕生所学，你可能不负我望?"岐伯惊愕一秒便回过神来，当场便答应下来，并行了庄重的拜师礼。此后，岐伯白天尝药百味以识药性，夜晚学习天地阴阳、人间四时之气运变化。数月后，面对中南子的考核，岐伯对答如流，中南子满意离去。在之后某一次与黄帝的会面中，中南子向黄帝推荐了岐伯。后来，黄帝亲自考察了岐伯，发现岐伯此人确如中南子所言，便拜岐伯为师，尊称岐伯为"天师"。

史料显示，黄帝曾和他的大臣岐伯、伯高、少俞、雷公时等人以黄帝发问、岐伯回答的方式论医谈药，并涉及天文、历法、气象、地理、生物、农艺、哲学、音乐等方面的知识。可以想象，在远古一些阳光明媚的时日里，君臣围坐在一棵大树下，众人之间没有贵贱之分，你一问、我一答，像开家庭会议，大家回答了黄帝提出的一千一百个医学问题，气氛和谐融洽。在多次问答后，终于形成了最古老的中华医药典籍《黄帝内经》。清代名医张隐庵在《黄帝经世素问合编》中评价岐伯："天师，尊称岐伯也。天者，谓能修其天真；师乃先知先觉也。言道者，上帝之所贵，师所以传道而设教，故称谓曰天师。"岐伯遍尝百草，识得药性，妙治百病，帮助民众脱离疾病之苦。岐伯的精神与品格，启迪着一代又一代的中华儿女!

扁鹊：怀高超医术，立不治原则

△生平简介

扁鹊(前407—前310年)，原名秦越人，据考证是山东长青人。扁鹊医术甚高，精于内、外、妇、儿、五官等科，能全面运用"望色、听声、写影和切脉"等诊断技术和砭刺、针灸、按摩、汤液、热熨等治疗方法。扁鹊认真总结前人经验，同时结合自己的诊疗实践，在诊断、病理、治法上对我国医学做出了卓越贡献。中医学界历来把扁鹊尊为古代医学的"祖师"、中国的"医圣"，其一生留下了许多传奇的故事，如"扁鹊拜师""魏文王求教扁鹊""扁鹊见蔡桓公""扁鹊投石"等，"起死回生""讳疾忌医"等成语也出自他的故事。据《史记·扁鹊仓公列传》记载，扁鹊有著名的六不治理论，描述了六种不治之症，即"骄恣不论于理，一不治也；轻身重财，二不治也；衣食不能适，三不治也；阴阳并，脏气不定，四不治也；形羸不能服药，五不治也；信巫不信医，六不治也"。这是我国古代医者对病人提出的伦理要求，其中"信巫不信医"的不治原则涉及对医学科学的信仰问题。

△医德小故事

据史书记载，扁鹊出生在齐国，其年幼时家境并不富裕，不过贫困的环境也养成了他勤勉上进的好品性。扁鹊年轻时曾在一家客店做工，当时客店里有一位长住的客人叫长桑君，扁鹊与他过往甚密，感情很好。就这样二人相处了很长时间，有一天长桑君对扁鹊说："我收藏了一些治病秘方，现在我已经老了，我看你为人正派、品性至诚至善且做事勤恳认真，一般的年轻人比不了，所以我想将我掌握的医术和收藏的秘方传授给你，但是你要保守秘密不可外传。"

扁鹊听后当即拜长桑君为师，接着长桑君从怀中取出一包药，慎重地交给扁鹊并说道："你把这包药分成三十份服用，每天取露水和药咽下，三十天后你就会明白了。"说完他又将收藏多年的秘方和医书全部交给了扁鹊。扁鹊跪着接过医书，流下了感激的泪水，待他睁开泪眼，却发现眼前已没有了长桑君的身影。

扁鹊心知长桑君并非常人，就按照他的嘱咐天天接露水服药。可是到了第三十日，扁鹊并未发现自己有何变化。待他把第三十服药喝下去的时候，他突然清楚地透过墙壁看到了隔壁房间的人，在他转而打量周围的人时惊讶地发现自己竟能够看清他们体内的五脏六腑。扁鹊内心十分震惊却也暗自欢喜，不过他丝毫不敢声张，只是更加刻苦地研读长桑君留下的医书。过了不久，他便领悟了所学的医学知识，并能够为四周乡邻诊治疾病。就这样，扁鹊凭借高超的医术和非凡的慧眼声名鹊起。

后来，扁鹊开始周游各国。有一次扁鹊来到蔡国，蔡桓公听说他声望很高就宴请扁鹊，扁鹊见到桓公之后说："君有疾在腠理，不治将恐深。"蔡桓公并不相信，而且颇为恼怒。就这样过了十天，扁鹊再去见桓公时，进言道："君之病在肌肤，不治将益深。"桓公仍不信，愈发恼怒，觉得他是在胡言乱语。又过了十天，扁鹊见到桓公时说："君之病在肠胃，不治将益深。"桓公十分生气地认为自己身体健康没有什么疾病。又十天过去了，这次扁鹊再见到桓公时就赶快避开了。桓公十分纳闷,遂派人去询问扁鹊缘由,扁鹊回答道:"第一次见大王时,病在腠理之间,可以通过汤熨的方式治愈;第二次见大王时,病在肌肤之间,可以通过针刺、砭石的方法治疗;第三次见大王时,病在肠胃之间,可以借助酒的力量达到治愈的效果;可是病一旦到了骨髓之间,就束手无策啦! 现在大王的病已经在骨髓之间,我也无能为力了。"果然,五天后桓公真的身患重病,他急忙派人去请扁鹊,但是扁鹊已经离开蔡国。不久,桓公就病死了。

扁鹊一生行医治病,救人无数。他起沉疴、拯危急,为后世医家树立了杰出的榜样。后人为了纪念他,就为他修建了许多祠堂、庙宇、陵墓和衣冠冢。扁鹊生前一共教授了九个弟子,他的精湛医术都传给了这九名弟子。到了汉代以后,出现了如《扁鹊内经》九卷、《扁鹊外经》十二卷和《秦始黄帝扁鹊俞拊方》十三卷等医书,有关扁鹊的医书也出现在《汉书·艺文志》中,传说汉代的医书《黄帝内经八十一难》(简称《难经》)就是根据扁鹊的医书整理而成的。

淳于意：仓公研医术，诊籍传千古

△生平简介

　　淳于意（约前215—前140年），西汉临淄人，姓淳于，名意。曾担任齐地太仓长，为国家管理齐地仓库，主掌租税与朝臣的俸禄，故世人尊称其为太仓公，简称"仓公"。他精通医道，辨证审脉，治病多验。司马迁在《史记》中，将他与扁鹊合并立传，即《扁鹊仓公列传》。《史记》中记载了他的25例医案，称为《诊籍》，这是中国现存最早的病史记录，对我国医学的发展具有极其重要的作用。

△医德小故事

　　公元前180年，青年淳于意还只是齐国"粮管局"的一名小官，他原是读书人，后来对医学格外痴迷，便弃官从医，因此得了个"医痴"的外号。这引起了淄川大医公孙光的关注，后来淳于意也顺利地拜公孙光为师，并虚心向他学医诊病。公孙光见他十分好学，悟性极高，认为他日后定能成为一代名医，便将自己的医术和收藏的药方毫无保留地传授给他，还将他推荐给当时的医界泰斗公乘阳庆做徒弟。淳于意深得公乘阳庆的喜爱，后来公乘阳庆让淳于意将旧医学知识全部摒弃，并将自己的独家医学秘方悉心传授他。经过三年的虚心学习和钻研，淳于意的医术水平进步很大，有时只需看病人一眼，便能够准确诊断病证。当时有个齐国人寒热夹杂，久治不愈，淳于意诊断他患了肺消瘅（古病名），便告知他这是死症不可救治，三天之后便会发狂，五天后就会死亡，结果此人真的如期而死。一时间淳于意名声大噪，拜访他的王孙贵胄络绎不绝。

淳于意在为病人诊病时，一直本着严谨认真的态度，尤其体现在他对每个病人的治疗过程都做了仔细的记录，具体到姓名、职业、居处、病名、脉象、病因、治疗方式、用药、疗效。在记录病案的过程中，他不仅记录治疗成功的案例，还如实地记录了救治失败的案例。现存的《诊籍》中记载了 25 例医案，其中有 10 例病人死亡。淳于意医治病人时采取实事求是的态度，这既是对病人负责的体现，也有利于他在实践中积累并总结经验，同时也可以作为案例供后世医者学习。他的著作《诊籍》不仅是中国现存最早的病史记录，还是世界医学史上现存最早的医案，在医案记录史上具有开创性的贡献，为我们留下了研究医学的宝贵史料。

当世人问淳于意，在治病救人时能否做到万无一失，他的回答是："自己治病救人，必先细致地遵照诊断的方法给病人看病，精心诊治，时时小心照料，不敢有丝毫疏忽。若病人因错过救治时机而离世，我也束手无策。"淳于意细致谨慎，对病人负责的态度受到很多人的赞赏，其中包括"医圣"张仲景。但他并没有沉溺于别人的崇拜和赞美，而是以更加谦虚的态度不断钻研医术，因为他知道再高明的医者也不可能治愈所有的疾病。他留给后人的远不止他对医学的贡献，更多的是教会了后世医者对待医学要秉承严谨谦虚、实事求是的态度，以及对待病人要给予其足够的人文关怀。

5

苏耽：仙公行仁孝，橘井永流芳

△生平简介

苏耽(公元前190年—?)，传说中的仙人，又称"苏仙公"，西汉时桂阳郡人(据郴州苏仙观知州碑刻及《万历郴州志》记载)。相传，苏耽因采药救母且用草药治疗当地百姓疾病的事迹感动了上天，最后得道成仙。晋代葛洪所著《神仙传·苏仙公》中记载了苏耽的相关事迹。传闻他在汉文帝时得道成仙，至今湖南郴州还有苏仙岭、苏仙观、橘井一类的遗迹；河南商城也流传有苏耽成仙的传说，并有苏仙飞升的石头、大苏山、橘井等遗迹。

△医德小故事

苏耽很小的时候就失去了父亲，与母亲相依为命，故对母亲十分孝顺。有一次吃饭时，母亲对着晚饭叹气道："家里没有鱼了，要是有鱼就好了，你明天去集市上买几条鱼回来吧。"苏耽看着母亲笑了笑，开口道："母亲等我一下。"说着他便放下筷子走出了家门。正当母亲纳闷时，就看见苏耽提着鱼从门口进来了。母亲惊讶地问："哪来的鱼？""从县里的集市上买的！"苏耽回答。母亲听罢，神色从惊讶变成了薄怒："从咱家到县城有一百二十多里路，且道路险峻，你却一眨眼一个来回，这不是在骗我吗？"说着便顺手抄起一根棍子就要打苏耽，苏耽立刻跪下道："母亲息怒，我去买鱼时还碰见了舅舅,他说明天会来咱们家做客,等明天问过舅舅您再打我也不迟。"母亲见他满脸真诚便没有打他。第二天早上,苏耽的舅舅果然来了。母亲觉得这可能是巧合,话还没问出口,就听见苏耽的舅舅说昨天看见苏耽在街上买鱼。其母大惊,随即便明白了苏耽是神人。

日子不紧不慢地过去了。这一天,苏耽一反常态开始洒扫庭院,修葺院墙。母亲不安地问他:"是有客人要来吗?"苏耽指了指天空,只见西北方的天空仙气缭绕,十几只白鹤在空中飞翔。就在苏耽指着的瞬间,白鹤翩然而至,一眨眼全部变成了十几岁的翩翩少年。

苏耽郑重地上前迎接他们,随后跪着对母亲说:"今日儿子受天命成仙,迎接儿子的'仪仗队'已经到了,我就要离开了,不能为母亲养老送终,还请母亲原谅儿子。"说着便对母亲磕了三个响头。母亲听罢,哽咽着问道:"你走了,我该怎么活呀?"苏耽此刻也是满眼泪水,在母亲问出这句话时又磕头道:"母亲不必担心,我为您留下两只盘子,要吃饭就敲小盘,需要用钱就敲大盘,您所需要的一切都会出现。"说罢苏耽抬起头看着母亲,又指了指院里的橘树和那口井,表情严肃地说:"母亲啊,明年将会有疫病发生,死在这场疫病中的人非常多。到时您用一升井水、一片橘叶,便可救活一人性命,您一定不能忘记啊!"说完他就变成了一只白鹤,随着"仪仗队"飞向天空。

母亲虽然心痛,但想着儿子飞升得道是好事,心里也就宽慰了许多。第二年,疫病大发,母亲突然想起苏耽临走前说的话,便立刻告诉乡亲们解救之法。而后她便用井水和橘叶给他们治病,乡亲们的身体逐渐恢复,虽然家里的橘树被薅秃了,井水也一眼能望到底,母亲看着这一幕却欣慰地感慨道:"我儿是好样的,为百姓做善事,不枉我辛苦教导他。"后来,百姓感念苏耽的恩情，经常会有人前来照看他的母亲。

苏耽的母亲健健康康地活到一百多岁才逝世，乡亲们为她举行了隆重的葬礼。出殡那日，当地东北角的牛脾山上紫云环绕，云中传出一阵阵啼哭之声。百姓们知道那是苏耽，那哭声让人听了十分悲伤。直到三年后，还有白马样子的云在牛脾山头徘徊，人们感念苏耽的恩情，遂把牛脾山改名为苏仙岭。后来有一只白鹤飞来停在郡城东北的城楼上，有好事之人用弹弓打那白鹤，白鹤就用爪子抓楼上的横匾，抓过的印迹好似是写下的漆字："城还是旧城，人已不是故人了。我是苏仙公，三百甲子回来一次，你为何要用弹弓打我呢？"此后凡是修道的人每到甲子日这一天，都要到苏仙公的故居焚香礼拜。

苏耽得道成仙的故事虽为神话传说，但从他得道成仙的故事里我们可以感受到他的拳拳爱母之心，以及珍爱生命、济世救人的仁爱之情。他心怀仁孝，在得道成仙后仍然不忘母亲与父老乡亲，用"橘井"治疫，活人无数。后人就用"橘井流芳"来传颂苏耽治病救人的高尚德行，也用它来赞誉后世中医药人防疫治病、济世活人的高尚品德。

义妁：医中女扁鹊，常怀济世心

△生平简介

义妁，生卒年不详，汉武帝时河东(今山西省运城市盐湖区和夏县交界处)人，她是我国医学史上第一位有记载的女医，善治疑难杂症，尤擅妇科。因其医术高超、为人正直，被尊为"巾帼医家第一人""女中扁鹊"。义妁少年时期就对中草药产生了浓厚的兴趣，她多次躬身实践上山采药，并将其碾碎为当地百姓外敷疗伤。义妁曾拜长安第一名医郑无空为师，后因医术精湛被召入宫廷，成为汉武帝的专用御医，并被汉武帝册封为西汉历史上第一位女国医。

△医德小故事

义妁敢为天下先，她不为封建礼教所束缚，终日勤学好问、精研医术，终成西汉历史上第一位女国医。汉武帝时期，义妁的父母遭太医院最高长官太医令丞崔府志的陷害身亡，幸而二人的后代义妁、义纵被其生前好友、民间大夫许善友抱走领养。义妁天资聪颖，对医药兴趣浓厚，从小便立志成为一名大夫。无奈她生为女子，且养父害怕她卷入其父母的惨案之中便坚决反对她学习医术，故其只能私下偷学。义妁虚心好学，乐于钻研。每每遇到走村串户看病的医者，她总是会跟在后面学习，观察他们是怎样望、闻、问、切的，或竖起耳朵听医者讲解医理，并虚心向其求教。久而久之，她不仅学到了许多医药知识，还积累了丰富的实践经验。之后，养父在疫病中不幸去世，临终前他将姐弟俩的身世和盘托出。失去亲人的悲痛与亲生父母的遭遇更加坚定了义妁要成为一名良医的决心。此后她拜长安第一名医郑无空为师，苦学医术，悬壶济世，声名远播，一时间被誉为"女中扁鹊"。

义妁医术高超且品德高尚，她救治病人众多且为人深明大义、不慕名利。在义妁行医年间，附近村落患有疑难杂症的病人都会找她治疗。有一次，外村抬送过来一位病症十分古怪的病人，此人腹部严重肿胀，肚子鼓起呈圆球状且不断变大，附近的医者见此症状均束手无策。义妁在详细观察病人的腹部之后，沉着地从针灸带里取出几根银针对病人的腹部与股部几个穴位进行针灸，并用自制的草药外敷在病人腹部，同时配以口服之药。没过几天病人的症状就得到了缓解，腹部肿胀也逐渐消失，已经可以像正常人一样下床走动。此事之后，义妁的高超医术便广为人知，大家也十分敬重这位医术精湛的女医者。后来汉武帝听说义妁医术高明，恰逢他的母亲深受顽疾折磨多年难以医治，于是汉武帝便将义妁召入宫中为太后治疗。义妁医术精湛，很快就根治了太后身患多年的顽疾。汉武帝大喜，有意为义妁的弟弟义纵封官加爵，但义妁考虑到弟弟年少时曾堕落为盗贼，恐难以为官，便拒绝了汉武帝的加封。

身为古代封建社会的一位普通女子，义妁敢于冲破世俗的藩篱，她克服重重困难最终成长为一名医者的执着精神着实令人钦佩。义妁不仅拥有高超的医术，还具有令人称颂赞扬的高尚医德。她悬壶济世，被奉为"女中扁鹊"；她刚直不屈，被召入宫中几经磨砺却仍初心不改。从一位名不见经传的医者,到成长为西汉历史上第一位女国医,义妁付出的努力是常人难以想象的,她"苦其心志,劳其筋骨",用精湛的医术和高尚的品格走出了一条济世救民的行医之路。

壶公：悬壶为济世，施药解民疾

△生平简介

壶公，又名壶翁、玄壶子、悬壶翁，具体生卒年不详，据历史文献资料记载，其为东汉时期的卖药人。《后汉书·方术列传·费长房传》中记载了壶翁的故事。传说他常悬一壶于市肆中出诊，罢市后便跳入壶中，一般人见不到他。后来历代医者学成开业为人治病，多称之为"悬壶"，人们也常用"悬壶济世"称颂医生。

△医德小故事

据说，东汉时期汝南郡地（今河南省平舆县）曾暴发疫病，死伤无数，无法找到有效的治疗方法。就在大家都感到绝望时，有位不知姓名的老翁忽然在巷子里开了一家中药铺。这位老翁卖药时，常在他店铺大门口的上方悬挂一个壶，里面盛满了药丸，专治这种疫病，人们便称他为"壶翁"。这位壶翁乐善好施，凡有人来求医，他就从药葫芦里摸出一粒药丸，让病人用温开水冲服。就这样，喝了这位壶翁的药的病人一个一个都好了起来。

壶翁卖药有个特点，就是"药不二价"，其药的效用也很神奇，凡是吃了壶翁的药的病人，都奇迹般地病愈了。由于壶翁的药效神验，因此他也因卖药而日入数万钱，之后他又将卖药所得用于救济城内一些饥寒交迫之人。壶翁医术高超,乐善好施,当地百姓十分感激他的德行。

据说,壶翁本是个神仙,他卖药收市后就会跳入壶中休息,不过集市里的人好像不曾注意此种场景。当时有个汝南人叫费长房,他见此老翁在人散后便跳入壶中,而周围百姓却视若不见,便觉得非常奇怪,认为老翁定是神人,顿时存了想拜师学艺的想法,于是就带了酒和菜前去拜访。老翁算到费长房想要拜师学艺,便邀他同入壶中。费长房进入壶中后一下子便被眼前的景象惊呆了,原来那壶中别有洞天,眼前所见的竟然是金碧辉煌的"仙宫世界","旨酒甘肴盈衍其中",于是两人席坐对饮。壶翁对费长房说,"我是神仙之人,你是个可教之人,将来你可以医治很多人的疾病",并问费长房"子宁能相随于我学道乎?"费长房原本就想向壶翁求道,听到此处,他非常高兴,当下连连点头答应。就这样,费长房跟随壶翁学习医道,济世救民。

019

虽然文献资料记载的这个传说充满神话色彩,但壶翁同情人民疾苦、救死扶伤的精神确实感动了许多人,这个故事也反映了古代劳动人民渴望有仁心仁术的医者护佑健康的普遍心理。壶翁的故事在民间广为流传,后来"悬壶济世"也成为华夏医道仁术的代名词,因"壶"谐音"葫",故可通用,"葫芦"既有盛药的功能,本身也可入药,便成为中医药文化的重要标志物。

华佗：神医着圣手，乱世救黎民

△生平简介

华佗(约145—208年)，字元化，一名旉，沛国谯县人，东汉末年著名医学家。华佗与董奉、张仲景并称为"建安三神医"。少时曾在外游学，行医足迹遍及安徽、河南、山东、江苏等地，潜心钻研医术而不求仕途。华佗精通内、外、妇、儿等科及针灸，尤其擅长外科，精于手术，因此被后人称为"外科圣手""外科鼻祖"。后人多用"神医华佗"来称呼他。

△医德小故事

关于华佗的事迹记载在《后汉书·方术列传》中。据史书记载，华佗生活在东汉末年，那时战乱频发，水旱成灾，疫病流行，百姓们生活在水深火热之中。当时的著名诗人王粲在其所写的《七哀诗》里，用这样两句诗描述了当时的场景："出门无所见，白骨蔽平原。"华佗目睹了这一切之后，非常痛恨作恶多端的封建豪强，他十分同情受压迫和剥削的劳动人民。当朝廷欲举华佗为"孝廉"时他断然拒绝，他宁愿摇着金箍铃四处奔走为百姓治病疗疾，也不愿意在朝为官。

华佗一生于各地行医，声誉颇著，对外科尤为擅长，而外科治疗中免不了要处理伤口，有时还需要进行手术。当时医疗条件还比较落后，若要进行手术,病人往往要遭受极大的痛苦,只能由别人帮忙按住使之不再挣扎,手术才能勉强进行。偶然一次,他给一位摔断腿的醉汉进行手术时发现,醉汉在手术中竟然能呼呼大睡,丝毫没有痛苦的感觉,受此启发华佗发明了"麻沸散"来辅助外科手术。可就是这样一心只为治病救人的一代名医,晚年却因遭曹操怀疑,被下狱拷问致死,令无数后人为之痛惜。

《后汉书·华佗传》记载华佗"兼通数经,晓养性之术",尤"精于方药",人们称华佗为"神医"。他曾把自己丰富的医疗研究和治疗经验整理成一部医学著作,名曰《青囊经》,可惜因某些原因最终没能流传下来。幸运的是,他教授了许多有作为的学生,如以针灸出名的樊阿、著有《吴普本草》的吴普、著有《李当之本草经》的李当之等,他们都把华佗的医术传承了下来。至于现存的华佗《中藏经》,据说是宋代人所写,借用华佗的名号刊行的,其中或许也包括一些残存的华佗所著的内容。

华佗一生不求名利,集中精力于医药的研究和行医治病,大大推进了我国医药学的发展,不仅维护了无数百姓的生命健康,也将"术贵乎精"这一医家至理深深镌刻在后人心中。由他创立的五禽戏也成为中国传统导引养生的重要功法之一,流传千载成为中医文化的象征,是人们养生保健的重要法门。五禽戏于2011年经国务院批准列入第三批国家级非物质文化遗产名录。

9

张仲景：著书《伤寒杂病论》，为官亦坐诊

△生平简介

张仲景(约 150—219 年)，名机，字仲景，东汉时期南阳涅阳县(今河南邓州市)人，东汉末年著名医学家。他奠定了中医辨证论治的基础，被后世尊称为"医圣"。公元 3 世纪，张仲景在深入钻研《素问》《灵枢》《难经》等古典医籍的基础上，广泛收集前辈们的效方、验方，并结合自己的临床经验，写出了传世巨著《伤寒杂病论》。该书系统分析了伤寒病的原因及其症状，奠定了理、法、方、药的基础，后人评价它为"众方之宗，群方之祖"。张仲景在《伤寒杂病论》的序中写下了这样一段话："上以疗君亲之疾，下以救贫贱之厄，中以保生长全，以养其身。"体现了他作为医学大家的仁心仁德。

△医德小故事

东汉桓帝时曾经发生过三次大疫，灵帝时曾经发生过五次大疫。献帝建安年间疫病肆虐，成千上万的百姓忍受着疾病的折磨，很多人失去了生命，一度造成"十室九空"的场景。面对这样的人间惨状，张仲景内心十分悲愤。他痛恨统治者为了一己私欲将百姓推入水深火热之中。对此，他痛下决心发誓一定要找到治疗伤寒这个"瘟神"的方法，之后他便废寝忘食潜心研究伤寒的治疗方法。建安年间，他行医游历各地，深入了解了疫病对

百姓造成的巨大伤害，也借此机会将多年关于伤寒的研究成果付诸实践，进一步丰富了他的治疗经验。经过数十年艰苦卓绝的努力，张仲景终于将自己的研究心得写成了医学巨著《伤寒杂病论》，这是继《黄帝内经》之后又一部具有深远影响的医学典籍。

张仲景承袭家门，在灵帝时就被州郡举为"孝廉"，进入官场为官。在那个时代，为官之人是不能随便进入民宅接近百姓的，可是如果不接触百姓，他就不能为患病百姓治疗疾病，自己的医术也就得不到施展。于是聪明的张仲景就想了个办法，他选择在每月初一和十五这两天大开衙门，不管政事，让有病的百姓进来看病，他则端坐在大堂上，挨个儿耐心地为百姓诊治疾病。后来，人们就把坐在药铺里给人看病的医生称为"坐堂医生"，以此来纪念张仲景。

张仲景对"巫医""妖道"非常痛恨。话说有一次，张仲景遇见一个妇人，又哭又笑还总是疑神疑鬼，其家属听信"巫医"的话，认为她被"鬼怪缠身"，要请"巫医"为她"驱邪"治病。张仲景观察了她的气色和病态之后，又询问了相关情况，然后对她的家属说："她根本就不是什么'鬼怪缠身'，而是'热血入室'。这种情况的产生往往是受了较大的刺激，她的病很容易治好。真正的鬼怪是那些欺骗人的'巫医'，千万不要让她们耽误病人治疗，否则病人就会有生命危险。"张仲景在征得病人家属同意后，为妇人扎了几针。过了几天那位妇人的病果然慢慢好了起来，疑神疑鬼的症状也完全消失了。之后的一段时间里，百姓生病之后也不再相信"巫医"的鬼话，而是找张仲景治疗。张仲景也因此名声大振，救治了许多穷苦病人。

张仲景为官清廉，关心百姓疾苦。他深入研究伤寒病症，并亲自坐堂问诊，为百姓疗疾，所撰之医学巨著《伤寒杂病论》也成为中医学的灵魂。

在张仲景生活的时代，人们还没有完全摆脱"天谴神罚"的疾病观念，张仲景以精湛的医术矫正了长期以来"信巫不信医"的错误观点，为中医学守护百姓健康扫清了障碍。

王叔和：擅脉学之理，行淡泊之医

△生平简介

王叔和（201—280 年），名熙，高平（今山东省微山县）人，魏晋时期的著名医学家、医书编纂家。在中医学发展史上，他做出了两大重要贡献，一是整理《伤寒杂病论》，二是著述《脉经》。王叔和性格沉静，博览群书，且熟悉修身养性之术，尤其擅长脉学之理。关于王叔和的生平，《三国志》和《晋书》中均无传记，其事迹散见于后世医籍中。

△医德小故事

王叔和从小勤奋好学，谦虚稳重，心存仁善。三国初期其家乡高平因地处要冲，战事频发，兵祸连绵，民不聊生。王叔和目睹战争和疫病带给人民的无尽灾难后，内心十分不忍，便立志悬壶济世以解百姓之苦。

战火无情，但凡被战争摧残过的地方无不满目疮痍，古人多因战争背井离乡。王叔和也曾千里迢迢投奔荆州的远房亲戚王粲，以避战乱。当时，荆州依长江之险，在州牧刘表的治理下堪称乱世中的一块净土。在这里，王叔和意外地遇见了多年前的朋友卫汛。卫汛本是河东（今山西省境内）人，早年拜张仲景为师，深得其真传。王叔和目睹大师行医和著书的风采深受感染，后他经卫汛推荐拜张仲景为师。从此，王叔和、卫汛二人白天行医，深得恩师真传。曹魏政权建立后，广收英才，遂召王叔和入魏国担任太医令，其医业生涯达到顶峰。

魏国少府中藏有大量历代名医留下的典籍与治病良方。王叔和利用出任太医令这个有利条件阅读了大量的药学著作，这为他之后攀登医学高峰奠定了坚实的基础。经过连年的战争，许多书简都已散落佚失或残缺不全，即使是几十年前才完成的被称为"方书之祖"的《伤寒杂病论》同样面临这种命运。作为太医令的王叔和深知这部医学巨著的价值和意义，便下定决心恢复这部旷世奇书的真正面貌。于是，他四处收集张仲景的旧证，到各地寻找该书的原本，又通过亲朋好友寻求旧医书，终于成功地恢复了全本的《伤寒杂病论》。之后，他便对《伤寒杂病论》进行细心的整理和修复，历时三年才完成了原书中的"伤寒论"部分。他的整理工作让巨著《伤寒杂病论》再次流传于世。

王叔和在出任太医令期间，还花费大量时间研究脉学。脉学在我国起源很早，春秋时期扁鹊提出的"望、闻、问、切"四大诊断手法中，"切"的就是脉。由于当时人们比较迷信，医生因不重视脉学导致误诊事件时有发生。基于此，王叔和经过几十年的潜心研究，在吸收扁鹊、华佗等名医有关脉诊理论的基础上结合自己多年的临床经验，终于在公元250年前后完成了我国第一部完整而系统的脉学专著——《脉经》。《脉经》共十卷、九十八篇，十余万字，记录了诊脉的部位和方法，对二十四种脉象及其主病做了详尽的描绘和阐述，同时还根据五脏六腑、阴阳营卫解释了各种病理变化。此书集魏晋以前医学之大成，对后世脉学有重要的指导意义，也对世界医学的发展起到推动作用。王叔和也因此被公认为"中华脉祖"，名列鄂东五大名医之榜首（另四人为李时珍、庞安时、万密斋、杨济泰）。

晚年的王叔和辞官回到襄阳（今湖北省境内），在一个美丽如画的小山村结庐而居，济世救人。由于他医德高尚，医术高明，因此被当地人称为"神医"，找他治病的人络绎不绝。约公元280年，这位编纂"方书之祖"的大功臣在偏僻的山村溘然长逝。王叔和的后人把他葬在药王冲（今湖北省麻城市白果镇老爷山上），另一些受其恩惠的村民则在岘山之麓（今湖北省襄阳市城南）修建其衣冠冢以作纪念。

王叔和勤学好问，博采众长。他潜心研究医理，并虚心向有经验的名医求教。他勤求古训，博通经方，潜心研读历代名医著作，遵古而不泥古，终整理出巨著《伤寒杂病论》，并著述《脉经》，福泽后代，堪称一代良医之典范！

11

皇甫谧：浪子笃学日，针灸有成时

△生平简介

皇甫谧（215—282 年），字士安，自号玄晏先生，安定郡朝那县（今甘肃省灵台县）人，后迁居新安（今河南省新安县）。皇甫谧为三国西晋时期学者、医学家、史学家，东汉名将皇甫嵩的曾孙。他一生以著述为业，后患有风痹，仍手不释卷地刻苦读书。晋武帝请他出来做官，他拒绝了，反而向晋武帝借书阅读，时人称他为"书痴"。皇甫谧著述颇丰，有《针灸甲乙经》《历代帝王世纪》《高士传》《列女传》等，其著作《针灸甲乙经》在针灸学史上占有很高的学术地位，是中国第一部针灸学专著，他也因此被誉为"针灸鼻祖"。

△医德小故事

皇甫谧的生平事迹主要记录在《晋书》中。他幼年时父母双亡，被过继给了叔父，由叔父叔母抚养成人。他年幼时十分贪玩，到了二十岁仍不喜欢读书，甚至有人认为他天生痴傻，令叔母为他十分担心。一天，他摘回了许多野生瓜果给叔母吃，叔母对他说："从前孟母三迁，就是希望儿子有个良好的学习环境；曾子杀猪，希望能以身示教，成为儿子的典范。是不是我没有孟母、曾子那种德行，才使你这样不成才呢？充实的学问，高尚的德行,这些关乎你的一生。如果你还不知上进,就离开我走得远远的!"皇甫谧听了这番话,内心深受触动,顿时意识到自己原来已经虚度了二十年的光阴,实在羞愧难当,便立志努力学习,重新做人。后来,他拜乡里有名的学者为师,发奋读书,逐渐成为当时颇负盛名的学者。乡里人见他不眠不休地学习,即使在帮家中种地也不忘抽空阅读,就给他起了个绰号叫"书痴"。四十岁时,皇甫谧患了风痹,十分痛苦,但他在学习上仍不敢懈怠。有人不解他为何对学习如此沉迷,他说:"朝闻道,夕死可矣。"这句话的意思是:如果早上明白了一个道理,就算晚上便死去,那也是值得的。晋武帝敬他品格高尚、学识丰富,便请他做官,他不但回绝了,竟然还向晋武帝借了一车书来读,这也算得上是一桩奇事了!

皇甫谧在抱病期间,自学了大量的医书,他对针灸学十分感兴趣。但是随着研究的深入,他发现以前的针灸书籍既深奥难懂又错漏百出,不便于学习与阅读。于是他通过自身体会摸索出了人体的脉络与穴位,并结合《灵枢》《素问》《明堂孔穴针灸治要》等书,悉心钻研,著述了我国第一部针灸学著作《针灸甲乙经》。该书除了论述有关脏腑、经络等理论,还记载了全身穴位六百四十九个,穴名三百四十九个,并对各个穴位进行了明确的定位,对各穴的主治证、针灸操作方法和禁忌等也都做了详细描述,并一一纠正了前人的谬误。可以说《针灸甲乙经》是针灸学发展中的一部重要著作,唐代太医署在学习针灸时就将该书作为教材使用。后来,此书流传到日本、朝鲜等地,在国际上也享有很高的声望。

皇甫谧浪子回头修身向学,以刻苦钻研的精神和严谨务实的态度在医学与文学领域取得了突出成就,他著成的《针灸甲乙经》是中国第一部针灸学专著。东汉末年战乱不断,疫病多发,民不聊生,这也触发了他学医的信念,加之他身患顽疾久病成医,最终促成了他投身医学治病救人的壮举。皇甫谧学习上刻苦钻研的精神、行医著述严谨求实的态度及同情人民疾苦的情怀,是他赢得后世尊敬的根本所在。

12

董奉：杏媒医天下，春色暖人心

△生平简介

董奉（220—280 年），又名董平，字君异，一说字君平，号拔墘，侯官县（今福建省福州市附近）人，东汉建安时期名医。董奉少年学医，信奉道教。因其医术高明，故与南阳张仲景、谯郡华佗齐名，并称"建安三神医"。他曾任侯官县小吏，不久归隐，在其家村后山中，一面练功，一面行医。董奉治病救人分文不取，杏林传志，桃李满天下。今人用"杏林"来缅怀他，这反映出他在医学史上有着举足轻重的地位。

△医德小故事

关于董奉的故事主要记载在《神仙传》里。相传，董奉住在山里，他不种田，每天给人治病，却又不取分文。他有一个要求，经他治好的重病者，要栽五棵杏树，病轻者则栽一棵。多年以后，他治愈了成千上万的病人，种下的杏树有十万余株，已蔚然成林。他让山中的百禽群兽在杏林中嬉戏，替他掌管杏林。杏树下不生杂草，像专门有人锄过一样。后来，杏树开始结果，每到杏子成熟之时，他就在杏林里盖一间仓房，并告诉人们："想买杏的，只管拿一罐谷物倒进仓房，然后装一罐杏子走，无须通知他。"若有人用较少的谷物换取较多的杏子时，杏林里的一群老虎就会吼叫着追过来，受到惊吓后这些贪心的人就会急忙逃命，罐里的杏子也因此会掉出不少。到家时，称量罐中剩下的杏子总是恰好和送去的谷物一样多。若有人偷杏，老虎就会一直追到偷杏人的家中把他咬死，死者的家属知道他是因偷杏而死后，就会原封不动地把杏子还给董奉，并磕头谢罪，这时董奉就会让死者复活。董奉每年都会把卖杏换来的粮食全部用来赈济贫困的人，或是资助在外赶路盘缠不够的人。

一次，有一个人得了热病危在旦夕，被人用车拉着来见董奉，亲属哀求董奉救其性命。董奉叫病人坐在一间屋里，之后用五层布单将其蒙住，并嘱他别动。病人后来说："起初觉得好像有个东西来舔他的身子，痛得他难以忍受。它的舌头好像有一尺多宽，气息像牛一样，不知是什么动物，舔了很久它才离去。"之后董奉揭下病人身上的布单给他洗澡，洗完后就让他回家。临走时，董奉告诉病人："你很快就会好的，注意不要吹风。"十几天后，病人全身通红，身上的皮已全部脱掉，疼痛不堪，只有洗澡才能止痛。过了二十天，病人身上长出了新皮，皮肤光滑，宛若凝脂，恢复了健康。

董奉治病不取分文，只求病人栽种杏树以示报答，并以卖杏所得之谷赈济贫困之人，其美德为后世所敬仰，流传至今。故后人以"杏林春暖""誉满杏林"来称颂良医美德，"杏林"也成为对我国古代医界的美称，它体现的是一种价值标准，包含着"亲、善、诚、信、中、和"等丰富的伦理内涵。凡习医药者欲成为"杏林中人"，必推崇"杏林精神"，这正是"杏林文化"延续至今的生命力所在，据说今江西九江董氏原行医处仍有杏林。

13

葛洪：备简便之药，行严谨之医

△生平简介

葛洪（284—364年），字稚川，自号抱朴子，人称"葛仙翁"，丹阳句容县（今江苏省句容县）人。葛洪出身于江南士族，祖上三代为官，后家道中落，不得不在劳作之余以抄书维持生计，常常带经而农，携史而樵，乡人因此称其为抱朴之士，遂葛洪以抱朴子自居，老年隐居于罗浮山一带炼丹，后受封关内侯。葛洪为东晋著名医药学家，也是我国古代一位颇负盛名的科学家，一生笔耕不辍，著述甚多，精通医学和药学，为后世医药学的发展做出了巨大的贡献。葛洪所著《肘后备急方》是最早记载一些传染病（如天花、恙虫病）症候及诊治方法的著作。他所作《抱朴子》是一部综合性著作，分内篇二十卷、外篇五十卷。《抱朴子·内篇》不仅具体描写了炼制金银丹药等多方面有关化学的知识，也介绍了许多物质的性质及其变化反应，其中《金丹》《仙药》《黄白》等部分是总结我国古代炼丹术的名篇；《抱朴子·外篇》叙述的则是有关人间得失、世道好坏等方面的内容。明代陈嘉谟在《本草蒙筌》中引用了《历代名医像赞》中的一首诗来概括葛洪的一生："陷居罗浮，优游养导，世号仙翁，方传肘后。"

△医德小故事

葛洪治学严谨,几十年如一日,自经史百家到短杂文章,共读了近万卷书。他为了编写《玉函方》(共一百卷)阅读了张仲景、华佗等所著医书和百家杂方近千卷。后来,葛洪因考虑到治疗急症时翻阅不便,于是就摘取《玉函方》中用于急救而又简便廉验的方子编成《肘后救卒方》三卷。此书后又经过大医陶弘景、杨用道等人增补、整理,终成著名的《肘后备急方》。葛洪认为,"诸家各作备急,既不能穷诸病状,兼多珍贵之要,岂贫家野居所能力办"。于是,他决心选录"诸多易得之药,其不获已,须买之者,亦皆贱价草石,所在皆有",其处处为病人着想的精神由此可见一斑。

葛洪不仅重视学习书本知识,而且重视学习他人的实践经验。他乐于拜有知识的人为师。他的从祖父葛玄曾在吴炼丹学道,有一套本事,而后传授给弟子郑隐。葛洪知道后,就去拜郑隐为师,把那套本事学了过来。后来,到了广东,他又拜南海太守鲍靓为师。鲍靓精于医药和炼丹术,见葛洪虚心好学,不但把所学毫无保留地传授给他,还把精于灸术的女儿鲍姑许配给了他。

葛洪的观察力十分敏锐,这是他在学术上能有如此成就的重要条件之一。《肘后备急方》记录了他对各种病症长期观察和治疗的结果,书中的一些病症也是医学文献对其所做的最早记录。例如其中有对沙虱病的记载:"山水间多有沙虱,甚细,略不可见。人入水浴,及以水澡浴,此虫在水中著人身,及阴天雨行草中,亦著人,便钻入皮里。其诊法:初得之皮上正赤,如小豆黍米粟粒,以手摩赤上,痛如刺。三日之后,令百节强,疼痛寒热,赤上发疮。此虫渐入至骨,则杀人。"这种病是由一种形似小红蜘蛛的恙虫的幼虫（恙螨）做媒介而散播的一种急性传染病，流行于东南亚一带，今天还不时有病例报道。直到 20 世纪 20 年代，国外才逐渐发现恙虫病的病原是一种比细菌小得多的立克次体，并弄清了携带病原的"小红蜘蛛"的生活史。而葛洪早在 1600 年以前，在没有显微镜的情况下，就已把此病的病原、症状、发病地点、感染途径、预后和预防，把握得较为清楚，还指出此病见于岭南，与今天临床所见竟无二致，这不得不说是件了不起的事。

书中还记载了一种由瘙犬咬人引起的病症，得了此病的人非常痛苦，只要受到一点刺激，听到一点声音，就会抽搐痉挛，甚至听到倒水的声响也会抽风。因此，有人把这种病叫作"恐水病"。葛洪首创将狂犬的脑组织敷贴在被咬的创口上以治疗狂犬病的方法。狂犬的脑中含有抗狂犬病的物质，直到 19 世纪法国的巴斯德才证明了此理论。书中对天花（天行斑疮）症状、结核病（尸注、鬼注）等的记载，都是医学文献中最早的记录，书中不仅明确记载了它们的病状和发病过程，还明确无误地指出它们具有传染性。所以，称葛洪为"传染病学专家"一点也不为过。

葛洪治学除了重视读、问、看，还十分重视实验，具体表现在他对炼丹术的研究上。在这方面，葛洪继承和发展了前人的成果，把炼丹术具体化、系统化。他在罗浮山日夜厮守丹炉，进行了许多实验。在《抱朴子·内篇》里我们可以发现，葛洪曾做过汞与丹砂还原变化的实验。他在书中写道："丹砂烧之成水银，积变又还成丹砂。"丹砂，又叫朱砂，就是红色的硫化汞，将它加热后，分解出汞（水银），汞再与硫化合，又生成红色的硫化汞。这可能是人类最早用化学合成法制成的产品之一，是炼丹术在化学上的一大成就。葛洪还在实验中发现了多种有医疗价值的化合物或矿物药。今天，中医外科普遍使用的"升丹""降丹"，正是葛洪在炼丹实验中得来的药物。炼丹术后来传到了西欧,也奠定了西方制药化学发展的基石。他的师父郑隐知道世道将乱,就带着书籍和弟子前往霍山隐居避世了,只有葛洪留在了丹阳。之后葛洪加入军队,任将兵都尉一职,因为同石冰的农民起义军作战有功,被封为伏波将军。

　　葛洪一生救人无数,他将自己所学的医理融会贯通并用于实践;他治学严谨,阅方无数,并将所学编著成书福泽后代;他医德高尚,行医治病提倡"简、便、验、廉"。葛洪治学凭借细致入微的观察力、坚持不懈的实践精神和寻根问底的求知欲在中国医学史乃至世界医学史上留下了伟岸的形象。他的医学贡献深深影响着后代医家,我国第一位诺贝尔生理学或医学奖得主屠呦呦就是从葛洪《肘后备急方》中得到启发,才成功提炼出抗疟有效成分青蒿素,从而挽救了数百万人的生命。

陶弘景：溪水送丹药，为民避瘟神

△生平简介

陶弘景（456—536 年），字通明，南朝梁时丹阳秣陵（今江苏省南京市）人，自号华阳隐居，是我国著名的医药家、炼丹家、文学家，被称为"山中宰相"。陶弘景自幼聪明好学，十五岁著《寻山志》。二十岁被引为诸王侍读，后拜左卫殿中将军。三十六岁梁代齐而立，隐居句曲山（茅山）。梁武帝礼聘不出，但朝中每有大事就前往咨询，时人称为"山中宰相"。他的思想脱胎于老庄哲学和葛洪的神仙道教，杂有儒家和佛教观点，对历算、地理、医药等都有一定研究。陶弘景全部作品近七八十种，可惜很多已经亡佚。至今尚存有《真诰》《太玄真一本际经·道性品》《真灵位业图》《登真隐诀》《肘后百一方》《本草经集注》《陶隐居本草》《药总诀》《导引养生图》《养性延命录》《合丹药诸法节度》《集金丹黄白方》《太清诸丹集要》《天文星算》《帝代年历》《华阳陶隐居集》等，他还编订了道教的神仙谱系。陶弘景对病人总是十分耐心，不论男女老少，均为其细心诊疗，同时他还擅长根据自身实践进行医学积累。

△医德小故事

据说有一天，有个自称是底山（沙门山）青石龙村的老妇人来找陶弘景求医,陶弘景诊脉后,采来三味草药让她带回去煎服。老妇人回家后照着陶弘景的医嘱服用草药,而后药到病除。数日后老妇人前来道谢,给了陶弘景一枚木质方印,并对陶弘景说,如果遇到久旱,将木印在屿山东北八角桥边红岩上盖三下,即有乌云涌起,天降倾盆大雨以解久旱。后遇天旱,试之果然应验。因为此印有神力,陶弘景遂将此印交地方长老收藏,百姓十里相传说那个求医送印的老媪就是沙门山的白龙娘娘,后来人们还会在久旱时把通明寺内的陶公塑像抬出来祈雨。至今,陶山河南村边还留有白龙庙,庙右边是陶府庙,以此纪念陶弘景。

陶弘景在沙门山獐儿岩(或称麻雀岩)结草庐隐居时,一个炎热的中午,他背着药篓在潭边采药,累了就坐在潭边树荫下的青石板上歇息、纳凉。这时来了一个肩挑柴担的小伙子,气喘吁吁,汗流浃背,刚放下柴担,就"扑通"一声跃入潭中洗澡。陶弘景见状,忙喊:"水太凉,快快上来!"但樵夫边洗澡边笑着说:"没关系,请放心。"他游了一会便上了岸,挑柴翻岭而去。陶公深为他的身体担忧,认为他几天后必生大病。不料数日后,再次遇到樵夫时,其挑柴仍然健步如飞,陶公只觉奇怪,便向樵夫说了自己的疑问。樵夫说:"我日日如此,实无妨害。"陶公豁然大悟:"我陶弘景行医数十年,自以为精通医理,其实还不如山野樵夫懂的医学知识多,殊不知世间很多学问须经过实践才能得到。"自感羞愧的陶弘景便顺手将所采之药倾筐倒入飞霞岭边的溪涧中。第二年,陶弘景倒药材的地方绿草如茵,长满各种药植。百姓经常来此采药,人们都称这里为"药齐坑",坑顶山头也取名"药齐顶"。又有一年,当地发生了一场疫病,为了解救被疫病侵害的百姓,陶弘景就将他不眠不休研制出的各种有效解药和花费多年心血研究炼制的丹药投入溪水之中,溪水顺流而下,凡是饮用溪水的百姓都免受疫病侵害,平安无事。后来,当地人为了纪念他,就把这溪水称为"福泉",把陶公修炼的地方改建为"福泉寺"。

陶弘景在屿山、福泉山居住时,为当地百姓做了不少好事,后人为了纪念他,把屿山改名为陶山,在陶山的背面建通明寺,又在福泉山建福泉寺,在獐儿岩外绿溪东首建贞白祠。福泉寺外,现尚留有陶公修炼道术的遗迹,称"炼丹岩"。陶弘景的故事虽然被赋予了神话色彩,但其中蕴含的"道真德高,济世利人"的精神一直为陶山人民口口相传。

15

巢元方：行医究病理，著书论症候

△生平简介

巢元方（约550—630年）不仅是隋代著名医学家、太医博士，还是一位伟大的导引医学大师。他医术高明，精通医理，对疾病病因、病源和症候的研究尤为精深，有丰富的实践经验和高深的医学理论造诣。他主持编撰的《诸病源候论》是中医学现存的第一部病因学专著，也是应用导引按摩防治疾病的专著。该书最大的特点是只讲各种病的症候及产生原因，基本不提及方药，只在每论末尾用"其汤熨针石，别有正方"带过。这体现了巢元方对导引医学的高度重视与应用，也表明了巢元方对导引医学的深入研究及期望，以此启迪后世的良苦用心！

△医德小故事

据《炀帝开河记》记载，隋代大总管麻叔谋得了病，躺在床上不能坐，一坐起就头晕目眩，恶心呕吐，隋炀帝令巢元方为其医治。巢元方切其脉洪大而长，探摸到其四肢水肿且发凉，便对隋炀帝说："麻总管这病叫风逆病，主要是由气血虚弱引起的。风邪乘虚而入，郁于四肢则水肿，犯于肠胃则恶心呕吐，上逆头目则头晕目眩。幸而得病不久，还是好治的。若日久不愈转为头风，病就难治了。"麻叔谋听了忙说："对，对，那天我巡视运河开凿情况,长时间站立船头,忽然一阵冷风袭来,打了个寒战后就得了病,今日已是第五天了,巢博士说得有理。"巢元方给他开了药方——嫩羊肉一块,蒸熟后掺上半夏干姜散服用,还教给他服药时应配合的外用导引方法,并嘱咐他以后在蒸羊羔肉吃的时候,加入一些杏酪,五味同蒸,每天吃几枚,病就不会复发了。麻叔谋照办,药还没有吃完,病就好了。因此事隋炀帝对巢元方的医术称赞备至。

从此病例可以看出巢元方在行医治病时非常注重研究病理。他不是对病人简单地进行望、闻、问、切后开个方子就了事,而总是要想一想:这种病是由什么引起的?为什么一种病总有其特定的症状?他认为只有弄清了这些病因病理,才能算是个负责任的医生。在巢元方生活的年代,除了《黄帝内经》《难经》《伤寒杂病论》《针灸甲乙经》讲了一些疾病的道理,尚无其他此类专著。一些医者只注重什么病用什么方法,很少追求其中的原理。巢元方认为,如果撰写一部专门讲病理的医书,一定会对现在的医学发展大有裨益,于是他上奏隋炀帝,在得到支持后,便和太医署的吴景贤一同着手撰写这部医学专著。

巢元方除了对当时能够找到的医书认真研究,还对前人没有论及或论述不详的疾病进行了仔细的调查。例如,他听南方来的人说,江浙一带有一种"水毒病",危害极大,但他从没有见过这类病人,便决定亲自去看看。这时京杭大运河已经修通,他便乘舟南下,直达三吴(今苏南、浙北),到当地村庄看了后,发现情况真是惨极了。农民告诉他:"水稻田里有一种小虫子,趁我们下水劳作时,偷偷地钻进腿里去,不久腿上就会起一个米粒大的疹子,然后病人就会发热、腹泻、水肿,以至干瘦、死亡。我们这里世世代代不知有多少人死于这种病了。"巢元方把调查的结果如实地收录在著作中,据说这是记载血吸虫病的最早资料。其中还有一例,当巢元方路过京郊时,看见许多人在井旁围住个刚死去的年轻人失声痛哭,经了解得知,因为春旱水井干了,村子里商定掏挖这眼枯井。这个年龄人自告奋勇第一个下井,谁知下去以后就叫不应了,等把人救起后发现他已经断气了。这件事引起了巢元方的深思:枯井为什么会死人呢?为了弄清真相,他接连做了几次试验。他买来数只鸡鸭,又找到几眼没人下过的枯井,然后把鸡鸭投到井里。果然,有的井将鸡鸭丢进去后它们扑腾几下就死了。据此,他断定这些枯井里有毒气。后来,他又去访问一些有经验的老农,一位老农告诉他:"凡是枯井、古坟,里面多有毒气,不能轻易进去。可向井内撒鸡毛检验井中有无毒气,若鸡毛旋转难下则说明里面有毒气,这时不能下井。"巢元方问:"那怎样才能下去呢?"老农说:"可用绳子捆住稻草上下翻提,搅动井内毒气使之散出,这样人就可以进入了。"巢元方依照老农的指点又做了一些试验,证明他的话有道理。于是便把此事精心记录下来,并写在著作里,以警示后人。

随后,巢元方四处搜罗人才,组织人手,拟订计划,并迅速展开编写专著的工作,为此他常常跋山涉水,访师问贤。他本着强烈的社会责任感及求真的科学态度,用了大约五年的时间,最终约在隋大业六年(公元 610年)编撰成了著名的《诸病源候论》。该书内容丰富,描述详尽,分析准确,明确易懂,是医家案头常备书之一,具有很高的历史价值和学术意义。

巢元方是一位臣子,更是一位名副其实的医者,他不仅仅医治王侯将相,还心系黎民百姓。这位伟大的医家所具有的"荟萃群说、求实创新"的医学撰述之风和"仁心仁术,济世助人"的社会责任感,值得后世每一位医者学习。

孙思邈：大医精诚志，备急千金方

△生平简介

孙思邈(581—682 年)，唐代医学家，京兆华原县(今陕西省铜川市耀州区)人。年少患病的经历使得孙思邈较早接触医学，并对医学有了较为全面的认知。他凭借聪明才智融会百家学术，其中包括佛家典籍，对前代留下的医学临床典籍进行了全面的整理，以毕生精力著成《备急千金要方》《千金翼方》。孙思邈精通老庄哲学，又能融合儒、道、释思想，常怀慈悲恻隐之心，且为人不慕名利，曾拒绝隋唐两代君王的做官邀请。唐代建立后，孙思邈受邀参与编写了第一部国家药典《唐新本草》。孙思邈尤其注重医德，他对妇孺老幼秉承一致的救治理念，他撰写的《大医精诚》《大医习业》两篇专论堪称我国古代医德的典范。

△医德小故事

相传孙思邈外出行医时，曾路过一处村庄，巧遇一行出殡的队伍向他走来。观察能力突出的孙思邈突然发现了这个棺材的不同寻常之处，便冲到棺材前拦住出殡的队伍说："暂且搁置，暂且搁置，棺材里的人尚且健在，为何你们要如此狠心将其埋葬呢?"这行人气愤地说道："人已不在，休要胡说!"孙思邈又道："人死后温度会降低，血液会停止循环，发生凝固，但是你们看棺材缝隙处尚有血液流出，可见棺内之人尚且健在，为何不打开棺材，让我为其治疗呢！"这行人听后恍然大悟，便打开棺材让孙思邈救治。只见棺内躺着一位难产的孕妇，其丈夫说："我妻子嫁给我十余年了尚未育有一儿半女，如今难得怀孕，怀胎一年有余不见胎动，昨日胎动强烈，妻子却因难产而亡！"孙思邈听罢也不多言，只从针灸包里拿出三根银针，分别对妇人的人中、中脘与中极三个穴位进行针灸，而后只见孕妇缓缓苏醒。事后，孙思邈又为其开了一副药帖，并嘱其丈夫按时为孕妇煎药，后孕妇病情好转，诞下一名男婴，母子平安。此事之后，孙思邈名声大噪，也因此被人们称赞为能"起死回生"的神医。

贞观年间，唐太宗李世民的长孙皇后怀孕已十月有余，却患了重病，卧床不起，无法分娩。虽然有不少太医对其进行医治，但她的病情一直不见好转。于是，大臣徐茂功就将孙思邈推荐给唐太宗："臣早听说华原县有位民间医生孙思邈，常到各地采药为百姓治病。他对妇儿科尤其擅长，疑难之症一经他手，都能够妙手回春，药到病除。皇上何不请他来给皇后治病呢？"

在封建社会，由于受"男女授受不亲"的礼教束缚，医生在给宫内妇女看病时，大都不能直接接近病人，只能根据旁人的口述诊治开方。况且孙思邈是一位民间医生，穿着粗布衣衫，皇后的凤体他更是不能接近。于是他一面叫来皇后身边的宫娥采女细问病情，一面要来了太医们的病历处方认真审阅。他根据这些情况做了详细的分析后，已基本掌握了皇后的病情。然后，他取出一条红线，让宫女把线系在皇后右手腕上，孙思邈捏着线的另一端，并用竹帘将两人隔开，孙思邈便在皇后房外进行"引线诊脉"。不一会儿，孙思邈便为皇后诊好了脉。原来，孙思邈的医术十分高超，靠着一根细线的传动,就能了解人体脉搏的跳动情况。他诊断出皇后是因为胎位不顺(民间叫作小儿扳心),才十月有余仍不生产,致使皇后身患重病。之后,孙思邈对准皇后左手上的穴位猛扎了一针,不一会便听见婴儿的啼哭之声,紧接着宫女急忙跑出来对皇帝说:"启禀万岁,皇后被孙医师扎过一针后,已产下了皇子,人也苏醒了!"唐太宗大喜,要赐官给孙思邈,但孙思邈不愿在朝为官,他立志游历四方,为广大百姓施药治病。他向唐太宗表明了自己的志向,婉言谢绝了皇帝赐予的官位。唐太宗十分欣赏孙思邈,后来还曾亲临华原县五台山去拜访孙思邈,并赐他颂词一首。直到现在,药王山南庵内还留有唐太宗御道、"拜真台"、"唐太宗赐真人颂"古碑等遗迹。

据《唐书·孙思邈列传》记载,孙思邈一生醉心医药,行医民间,90岁高龄仍为人看病。著有传世之作《备急千金要方》和《千金翼方》,被后世尊为"药王"。他对医术精益求精,在医疗实践中不断创新;他淡泊名利,认为"人命至重,有贵千金";他用爱守护每一条生命,甚至不忍用"鸡卵"之物入药。他在《备急千金要方》中专门撰写了《大医精诚》《大医习业》两篇专论,强调为医者不仅要有精湛的医术,更要有"见彼苦恼,若己有之"的"大慈恻隐之心,誓愿普救含灵之苦"的志向,这两篇专论堪称我国古代医德之典范,其中,《大医精诚》篇被誉为东方的"希波克拉底誓言"!

17

王焘：尽孝成名医，著书有外台

△生平简介

王焘(670—755 年)，今陕西省眉县人，唐代著名医家。王焘博采众家之长，引用以前的医家医籍六十余部，终著成《外台秘要》，此书真可谓"上自神农，下及唐世，无不采摭"。《新唐书》将《外台秘要》称作"世宝"，此外历代不少医家都有"不观《外台》方，不读《千金》论，则医所见不广，用药不神"之言，足见此书在医学界地位之高，其卓著的功绩更是不言而喻。

△医德小故事

王焘出身于官宦世家，祖父王珪是唐初杰出的宰相之一，他自幼体弱多病，常与医药打交道。王焘十分孝顺，因其母南平公主身患疾病，故他常常衣不解带地照顾母亲，并深感于"齐梁间不明医术者，不得为孝子"之言，于是潜心钻研医术，想医治好母亲的病，渐渐地他对医学产生了浓厚的兴趣。

王焘为了便于阅读大量医学书籍，遂来到当时的皇家图书馆——弘文馆任职，自此之后，他便如饥似渴地漫游在晋、唐以来的医学书籍中。他在这里度过了二十年，在系统阅读大量医书的过程中，他认真地做了详尽的摘录笔记，积累了大量的医学知识，其中仅古方就有五六十家之多。

王焘在学术上有了很大的进步，在官场却不尽如人意。他被贬谪到房陵，当地气候炎热潮湿，有很多百姓得了瘴气，十有六七难逃一死。他依照随身携带的验方为病人施治，竟然把即将死去的人神奇地救了回来。经此事后，他便决心发愤编写医书，最终著成《外台秘要》。该书成书于天宝十一年（752年），是一部重要的医学著作，为继《诸病源候论》和《备急千金要方》后的又一巨著，此为隋唐时期的三部医学代表作，由此可见该书在医学界的地位。

《外台秘要》中共收载六千九百余首方剂，每一门都是以《诸病源候论》的条目为引，再广引方剂。每一首方都注明了出处和来源，给后人的研究提供了很大便利。正因为这种著书方法，许多散佚已久的医书均能在这部著作中看到大致内容。对于方剂的收载，王焘不仅广引博采，而且精挑细选，当时收载的许多治疗方法和方剂经历时间的考验至今都切实可用。如该书记载的治疗白内障的金针拨障术，是我国历史上对这种方法的最早记载，且这种方法至今仍在沿用。

王焘以毕生精力为保存古医籍原貌和总结唐以前的医学成就，做出了突出的贡献。他因尽孝而成一代名医，并留下传世经典《外台秘要》，他心怀天下，治学严谨，为编纂医书废寝忘食，只为所成之书能救治黎民苍生。无论是医德还是著述，中国医学史上都应该有他的光辉一笔。

18

鉴真：高僧东渡海，扬我华夏医

△生平简介

鉴真（688—763 年），唐代高僧，日本律宗初祖，亦称"过海大师""唐大和尚"。据《宋高僧传》等文献资料记载，鉴真俗姓淳于，广陵江阳（今江苏省扬州市）人。鉴真自幼出家，曾游历洛阳、长安等地，究学佛教三藏，后归扬州大明寺讲律传法。天宝元年（742 年），鉴真应日本留学僧荣叡和普照之邀，决定赴日弘布戒律，但五次东渡或遭官府阻拦或遇飓风皆未能成功。其间鉴真双目失明，荣叡身亡。天宝十二年（753 年），日本遣唐使藤原清河等人到扬州向他致礼，并邀其"向日本传戒"，于是他决定第六次东渡，最终抵达日本。作为一代高僧，鉴真佛学深湛，德高望重；作为中日文化交流的先驱，他六次东渡，五次失败，年逾古稀，双目失明，却能夙志不改，最终把大唐的灿烂文化带到日本。在日本，他不仅弘法布道，授戒传律，而且毫无保留地传授弟子们医学、药学、建筑学、绘画书法、文字声韵等方面的知识，为日本天平文化带来了"旋转乾坤、决定气运"的影响。

△医德小故事

鉴真生活在大唐的鼎盛时期，各国文化在此杂糅，医药学事业取得极大进步。当时的长安不仅是政治、经济、文化的中心，更是东方医药的中枢,一大批继往开来饱含劳动人民智慧的医药学著作在这一时期问世。公元 707 年,二十岁的鉴真来到东都洛阳和西京长安巡游,研学三藏。他饱读各类文献,为日后东渡传戒打下了深厚的文化基础。天宝元年(742 年),鉴真应日本留学僧荣叡和普照之邀决定东渡日本讲授佛学理论,传播中华文化,然而六次东渡,五次失败,几经挫折,饱经风霜。坎坷的命运和诡谲的风暴也没能动摇他的信念,在古稀之年双目失明之时,他毅然决然地踏上前往日本的船只。"为生民立命"正是支持鉴真数次苦渡的价值信条,他的到来不仅促进了中日文化交流,更是为日本人民送去了福祉。

鉴真抵达日本后不久,他精湛的医术就治愈了光明皇太后的顽疾。在圣武天皇患病期间,他凭借卓越的医术在参加御诊的 126 名僧医中脱颖而出,并在此后不久被授予大僧正。鉴真不仅在日本广施仁术,还将许多本土中药带到了日本,促进了日本医药事业的发展。治病救人、普济众生与佛教教义相通,鉴真在日本从事的佛教活动大多也与医药事业相关联。他整理经方传授给日本民众,更是将治病救人,解救世人疾苦奉为圭臬。在药物方面,由于当时日本的药物大多是从中国输入,所以日本人民在鉴定药物时缺乏经验,难分优劣。鉴真虽然双目失明,但他的记忆力和嗅觉极佳,据记载,日本东大寺正仓院中珍藏的六十余种中药都是由鉴真协助鉴别的。此外,鉴真还向求学者讲授了如何制作各种丸、散、膏、丹、酒、露,日本人民对鉴真在日本药物学发展所做出的贡献给予了充分的肯定和高度的赞扬,称其为"药王""日本神农"。直到江户时期,日本的药袋上还印有鉴真的头像。日本学者安藤更生评价鉴真"是站在奈良文化最高峰的人,同时也是替以后平安文化开道的人"。鉴真的记忆力十分惊人,他不仅能吟诵许多佛教经典,而且记忆了很多药方,这些药方中的一部分由其弟子介绍给了日本人民。据记载，公元 761 年的一天，鉴真的弟子法进就曾在大安寺讲授其验方，这些验方最后也由其弟子整理成《鉴上人秘方》传世。

古语有云："一念慈祥，可以酝酿两间和气；寸心洁白，可以昭垂百代清芬。"鉴真一生都致力于普度众生，虽九死其犹未悔。他高尚的品德，精湛的医术，无私的情怀，不仅促进了中日文化的交流，更促进了日本医学的发展，增进了一方人民的健康福祉。今天我们在学习鉴真坚忍不拔的精神的同时，也要学习他海纳百川的胸襟。

刘禹锡：久病成良医，传信解民疾

△生平简介

刘禹锡(772—842 年)，字梦得，洛阳人，他不仅是中唐时期进步的政治家、诗人，还是朴素唯物主义的哲学家和医者。他颇通医理，对疾病的见解体现在"尽天人之际""天与人交相胜"的鲜明的哲学观点。刘禹锡朴素唯物主义的哲学思想与历史观中的辨证意识也反映在他的医学思想中。他的医论包含丰富的哲理，他善于通过平常求医问药的事例深入浅出地阐明深奥的哲学观点。他提出了"预防在先，治疗在后"的医疗防治思想、"过当则伤和"的中医治病原则和正确的中药炮制方法。刘禹锡曾奉诏参加编撰本草和经方，著有《传信方》二卷。此书包括他在连州时薛景晦送他的十通方及民间经验效方共五十余首，因每方皆有所据，故以传信为名。其内容涉及临床各科，兼载急救内容，用药具有简、便、验、廉之特色。另外，他的一些文章中也包含丰富的医学理论。

△医德小故事

刘禹锡童年时期因体弱多病受尽巫婆"针烙灌饵"之苦，这使他"呾然啼号"。少年时每当他看到同龄伙伴个个"武健可爱"无所顾虑地玩闹，就会羞愧于自身的体弱多病。因此从年幼时期开始，他就立志学好医术，学习真正有益于身体的养生之法。刘禹锡起初向一位号称"富于述"的祖传医生借书攻读,先后读完《小品方》《神农本草经》《雷公药对》《素问》等书,打下了深厚的医药学基础,此外他还学习了切脉诊病,等到其医学专著《传信方》问世时,他已经是一位习医近三十年的老中医了,其临证疗效也是"疾辄良已"。

唐宪宗元和十三年(818年)时刘禹锡在连州(今广东省连州市)任刺史。这一年,他在医药研究方面的志同道合者薛景晦任道州(今湖南省道县)刺史时给他寄来自己汇编的《古今集验方》。刘禹锡在复信中对《古今集验方》给予了充分的肯定与褒奖,言其中以单方治病者占多数,药物寻找方便,价格低廉,且经过临证反复实践确有疗效,这也体现了他自己的医学观点。随后他又论述了部分用药和炮制药物的具体做法,充分反映了他"于药石不为懵"的观念。在此之后,薛景晦又写信请刘禹锡把他收集的医方也一起汇编。刘禹锡听从了朋友的建议,于元和十三年六月八日完成了汇编方书的工作,并写《传信方述》为序。在短短的序文中,不难发现刘禹锡极力推崇"一物足以了病者"的民间单方和"取诸屑近"的验方,并十分注重医方的实际疗效。

《传信方》由"箧中得已试者五十余方"汇编而成。刘禹锡在编汇《传信方》时注重考虑百姓实际生活所需,因而《传信方》虽然只收载了五十余首方剂,但它所涉及的范围相当广,有内、外、妇、儿、眼、口腔、皮肤等科方药。所治的疾病,如霍乱、痢疾、咳嗽、脚气、眼病、疔疮、湿癣、妇女月经、跌扑损伤、蛇咬蝎螫等都是常见病、多发病。有些方药还具有其他方药书籍所没有的独创性,这说明《传信方》的医学价值是相当高的。值得注意的是,《传信方》中所用药物大都是山前房后很容易采到的中草药,如大豆和生姜治腹中痞痛、牛蒡根汁治热厥、山李子和野藏根治口疮、皂荚矾加醋治喉痹等都具有简、便、验、廉的特点。由此可见,刘禹锡编纂此书的初心就是为了寻常百姓能够不再受寻医问药和价格高昂之苦,《传信方》的问世为百姓寻医问药提供了更为切实的参考,因而深受广大劳动人民的推崇。

刘禹锡主张"医道贵广",因而《传信方》的方剂来源也是相当广泛的,其中大部分来源于劳动人民的生产生活实践,疗效显著,为后世方书的著述提供了范例。刘禹锡行医五十余载,虽常常自嘲医术只用于"自卫",但是从《传信方》中援引的实际病例来看,他"济世活人"绝不在少数。

刘禹锡虽是一名"兼职医生",但他把百姓的疾苦放于心头,在有限的范围内广施仁术,常怀"大慈恻隐"之心。古语云:"一善染心,万劫不朽;百灯旷照,千里通明。"刘禹锡以个人小我为出发点,成就了大我情怀,传承岐黄之术,恪守大医准则。他的医学成就流芳百世,历久弥新,我国医学史中当有他的惊鸿一笔。

20

钱乙：幼科之鼻祖，施受之典范

△生平简介

钱乙（约 1032—1113 年），字仲阳，北宋东平（今山东省郓城县）人，约生于北宋仁宗至徽宗年间。钱乙是中国医学史上最早的儿科专家，且对中医辨证学、方剂学也有较大影响。钱乙撰写的《小儿药证直诀》是中国现存的第一部儿科专著，它第一次系统地总结了对小儿的辨证施治法，使儿科自此发展成为一门独立的学科。后人视《小儿药证直诀》为儿科的经典著作，把钱乙尊称为"儿科之圣""幼科之鼻祖"。钱乙的行医理念是用自己掌握的医术解决孩童阶段的一切疑难杂症，他试图消除世上的失子之痛与忧子之苦，他可以称得上是中国医学史上德艺双馨的大医、良医。

△医德小故事

说到钱乙，人们可能会觉得陌生，但说起"六味地黄丸"可就家喻户晓了！钱乙就是"六味地黄丸"的创立者。六味地黄丸（又称地黄丸）是钱乙专为小儿生长迟缓、发育不良调配出的一剂良方，后逐渐发展成为滋阴补肾、养生保健的千年良药，一直沿用至今。

钱乙行医期间，救治关于孩童的各种疑难杂症数不胜数。其中有一次,附近有一个孩子,病情极其特殊,诸多医生对其进行诊断,得出的结果却各不相同。孩童白天无病症,夜间却持续发热,医生对此症状开出的疗方有冷治、热治两种,但无论用哪种治法,孩子的病情都不见好转。由于孩童嗜睡明显且多涎,医生便针对此种病症施以铁粉丸,但是这个孩子的病情不但未能得到缓解,反而愈加严重。钱乙见此症状,沉吟片刻,随即开出一方:"需白术末散一两煎水三升,孩童应昼饮服,方可治。"有医生提出疑问道:"水饮增多,下泄自然增多,合适否?"钱乙不紧不慢地回答:"下泄是因为药物煎煮加入了生水,除去生水方可缓解,况且泄法可取,下泄不可取。"再有医生接着问:"整治顺序与轻重缓解如何?"钱乙答道:"上述药方,再煎三服即可,待到那时,孩童病情必将得到缓解,口渴减轻,涎液减少,接着可取阿胶、牛蒡子、甘草、马兜铃、杏仁、糯米煎煮两服补肺阿胶汤即可。"

055

另有一次,有个叫董及(字汲之)的人来拜访钱乙。两人交谈期间董及之说明来意,原来董及之小时候身患重病,是钱乙将其救活。董及之激动地说:"如果没有您,就没有现在的我。为了报答您的救命之恩,也为了救治更多像我一样的病人,我也自学成为一名儿科医生。我将自己多年治病的经验写成了这本小册子,请您指教!"钱乙读后很是赞赏,并亲自为这本小册子写下后序。后来,钱乙在自己的著作中还附上了这本小册子——《董氏小儿斑疹备急方论》。钱乙用自己精湛的医术救活了一个孩子,而这个孩子在这种高超医术的感召下,最终也成为一位优秀的医生,不失为杏林界的一段佳话。

钱乙身为当时的名医,声望颇高,但他从不居高自傲,只在乎眼前的病患,他一生踏实做事,沉稳救人。他与董及之的故事也越过时间的长河传承至今,成为中国医学史上的一桩美谈。历史的长河缓缓流淌着,许多事物在时间的流逝中失去了本来的模样,但是故事中包含的珍贵品质:医道的传承,施与受,舍与得却未变分毫,并激励着无数后人将这精神的火种代代传承下去。

庞安时：倡温寒分治，能隔腹施针

△生平简介

庞安时（约 1042—1099 年），字安常，自号蕲水道人，蕲水（今湖北省浠水县）人，被誉为"北宋医王"。庞安时出身于世医家庭，自幼聪明好学，读书过目不忘。他取黄帝、扁鹊之脉书研读，不久即通晓其说，并能阐发新义，时年不满二十岁。后庞安时生病耳聋，进一步钻研《灵枢》《太素》《针灸甲乙经》等医籍，经传百家与医药有关者亦无不涉猎，并能融会贯通。他晚年参考诸家学说并结合亲身经验撰成《伤寒总病论》六卷，此书对张仲景的思想做了补充和发挥，着意阐发温热病，主张把温病和伤寒区分开来，这对外感病学是一大发展。

057

△医德小故事

庞安时少时即喜医方，他潜心研究《黄帝内经》《难经》《伤寒杂病论》等医学专著，旁涉经史百家而能排除理学思想的干扰，因而在医学理论和实践上有许多真知灼见，尤其是在诊治伤寒病上有卓越的贡献。他刻苦钻研古典医学，并大胆进行实践探索，关于庞安时行医，流传着一个隔腹施针的故事。

在舒州桐城有户人家，不知是何原因孕妇临盆却不得生子，州县名医施展自家医术，七日没有结果，反倒将孕妇折腾得不轻。恰巧庞安时的学生李百全是这户人家的街坊邻居，听闻此事后，遂赶忙邀请老师庞安时前往救治。庞安时救人心切，匆忙赶来见到病人时，其家属已经被连日苦楚折磨得不堪忍受，泣不成声，他们苦苦哀求庞安时救治该母子性命。庞安时也不多言，准备好温水、面巾便径直来到产妇的病床前，他麻利地将面巾润湿后敷在产妇的腰腹之上，热气活血，产妇顿时感到一阵松快，腹部肌肉放松。接着庞安时又取一针朝着一处既快又准地扎下，不多时产妇一阵抽搐终于诞下一子，旁人见状无不瞠目惊叹。数日以来，多名医家各显神通竟然不及庞安时一针，故而大家都称赞庞先生的医术高明，简直就是当世扁鹊，再世华佗，产妇家人亦是喜出望外，急忙感谢他。

见事态稳定，庞安时娓娓道出缘由。原来孩童已然出胞，可是胎儿一只手紧紧缠握着母亲的肠道，致使产妇无法诞下婴儿。庞安时寻着病因后便对症治疗，以针扎婴儿虎口处，胎儿吃痛便立即松开了手，加上产妇腰腹用力，这才顺利诞下孩子。乡亲们瞧见婴儿虎口果有针痕，连连称赞庞安时医术精湛。

庞安时为人治病，十有八九痊愈。对于登门求医的病人，他会亲自为他们腾出房间，让病人安心住下，接受治疗。他还会亲自选取药材，确保药物疗效。无数痊愈的病人常持金帛前来报答他，他全然拒绝，不收取分文。北宋名医庞安时对中医药事业所做的贡献历史上均有记载，他的传闻逸事也在民间代代流传，他的行医风范为医学界树立了典范，值得后世景仰。

刘完素：以济世为良，以愈疾为善

△生平简介

刘完素（约 1110—1200 年），字守真，河间人，世称"刘河间"。刘完素自幼家境贫寒，母亲因生病未能得到及时医治而去世，受此打击，他自 25 岁开始研习《黄帝内经》，日夜攻读，终有所悟，至 35 岁时已经是闻名遐迩的一代儒医了。他对《黄帝内经》有独到的体会，认为人身之气皆随五运六气而有所变化，指出运气常变，应当掌握其规律。他后又阐发《黄帝内经》之病机十九条，认为人体致病皆为火热，治病需从寒凉法入手，以降心火、益肾水为第一要旨。他反对套用古方，非议滥用《太平惠民和剂局方》燥热之剂。因其善用寒凉法，后世称其为寒凉派，为金元四大家代表人物之一，其治法对后世温病学说也有所启发，为中医各学派的创立奠定了良好的基础。著有《素问玄机原病式》《素问宣明论方》《素问病机气宜保命集》等。刘完素素有气节，金彦宗曾三次征聘他在朝为官，他固辞不就，后金章宗赐号为"高尚先生"。

△医德小故事

寒凉派创始人刘完素一生行医治病、探究医理，留下了不少传奇故事，有的为民间流传，有的为官方记载，撷取其中两则，展现刘完素其人医术风骨。

一天,刘完素行医至庆云县尚堂镇时,遇见了一位久病不治的中风病人,其他医生均已束手无策,遂请刘完素诊治。经过详细的诊断,刘完素称用三服药即可根治此病,病人大喜。然而,在配备药方的过程中,刘完素发现缺少了一味关键的名贵草药——石斛。因北方战乱频繁,很难找到,他就托人到南方找寻,功夫不负有心人,经过一番努力,终于找到了石斛,还带回一株石斛的幼苗。那位病人服用刘完素开的药后不久便痊愈了。

有了这个经历,刘完素意识到石斛的珍贵,于是他开辟了一小片土地种下了那株石斛幼苗,悉心照料。经过他不懈的努力,一株石斛最终变成了一小片繁茂的石斛田。这片石斛田在当时挽救了很多百姓的生命。后来,石斛被誉为"仙草""神草",而刘完素留下的那片石斛田也被称为"药田",延续至今。据说那里的百姓一直遵循着"种一株仙草,保四季平安"的习俗,家家户户都会在孩子出生时喂一口"仙草"水,以保健康平安。

《金史》中记载了刘完素为金国公主治病的故事。金章宗完颜璟的公主患上了一种罕见的怪病,脸色苍白,日渐消瘦,御医们皆束手无策,金章宗焦急万分,只好下令全国寻找良医。刘完素凭借其精湛的医术和慈悲的心肠,被河间府举荐到了皇宫为公主治病。

经过仔细的诊断,刘完素发现公主的病并非表面上的风寒之症,而是内心深处的郁结所致。为了解开公主的心结,刘完素一面为公主开出调理的方药,一面给公主讲故事,进行心理疏导。随着时间的推移,公主的心结逐渐解开,她的病情也有了好转,脸色渐渐恢复了红润。金章宗看到女儿康复,欣喜不已,想要将刘完素留在宫中,他却婉言谢绝了。金章宗有感于他精湛的医术和德行名声,特赐他封号为"高尚先生"。

刘完素身为一代大哲儒医,留下不少传世医作,他在学术方面勇于创新的精神,对推动辽金元时期学派争鸣的局面做出了重要贡献。他关心百姓疾苦,不计名利、不求回报。他认为,"夫医道者,以济世为良,以愈疾为善"。作为医生,应当以扶危济困为良道,以治愈疾病为善行。刘完素是这样说的也是这样做的,他读经穷理,敢于纠偏,注重实践,对中医理论多有创见,后世将其学说尊为"河间学说",将其尊为金元四大家之首,并在他去世后建庙以作纪念。

23

张元素：易水创始者，豁达仁德心

△生平简介

张元素（约 1131—1234 年），字洁古，金之易州人。张元素幼时聪颖过人，八岁中童子举，二十七岁考中进士，但因其犯"庙讳"而落榜，仕途不顺的他无奈之下选择了学医。他行医十分重视脏腑辨证与扶正胃气，他与李杲经常交换医学想法，所以对李杲研究的以"补土"为特征的脾胃学说产生了重要影响，其理论最终成为"易水学派"最突出的理论特色。张元素的学术思想形成后，经过其弟子和后世医家的继承和发展，形成了与元代"河间学派"不同的学术流派，两个流派相辅相成的繁荣景象带动了金元年间整个医学领域的昌盛。

△医德小故事

"张元素"和"刘完素"同为当时医学界声名颇高的名医。因为两人名字十分相似，给寻医问药的病人及他们本人都带来了诸多困扰。病人寻医心切，很容易把两人认错，经常出现找到之人与寻觅之人不同的情况。两人也因为此种情况从不同病患口中了解了对方不同的医疗理念，虽然他们治病救人的理念相似，但方法手段各异，加之两者均对对方的救治理念存在不同的见解，故两人之间的争论始终不曾间断。

　　医生治病救人往往是治他人的疾病,但医生也是肉体凡胎,也会生病。身为名医的刘完素无意间感染风寒,大病不起,连续卧床多天,他治疗风寒的良方运用在自己身上竟然不灵验了。张元素得知自己的竞争对手病重后,便前往意欲为其救治,但刘完素并不待见他,仍坚信自己的理论是正确的,所以在张元素到来时,便故意躺在床上,并未理会这位远道而来的客人。

　　张元素说:"完素兄,我此次前来是真心想为你治疗风寒之病,你若不搭理我恐怕有伤大雅。"刘完素听罢,心里也明白是自己不对,但依旧坚持己见,故敷衍道:"不劳烦您为我诊治,我相信自己的医术,您还是请回吧!"张元素仍不放弃:"我不辞舟车劳顿来此一趟,你且让我为你瞧上一瞧,或许有法子可解你的风寒之苦。"刘完素自知张元素医德高尚,话语间也满是真诚,遂决定接受他的意见。于是张元素上前为其把脉,细心观察后道出脉象,又问今日是否食用过寒凉之物,刘完素点头示意。张元素真诚地说:"完素兄此次用药就欠妥了,你是风寒引起的病症,服用寒凉之药只会使病情加重,此种情况应该使用热性药物,我带有一副热性药,你可服用尝试一下。"张元素开好药方后就走了,刘完素仔细研究了他的处方和自己药方的差异之处,觉得很有道理,于是他便煎药来服用,病情果然有了明显好转。

　　病愈后的刘完素深感羞愧,觉得自己心胸狭隘,过于自负。于是亲自上门向张元素致歉。刘完素对张元素的医术医德很是敬佩,而张元素也觉得刘完素愿意听取别人的意见,虚心接受指点,实属难能可贵,于是两人从此成为好友。

　　作为医者,我们不仅需要长久的学习,刻苦的钻研,还要有广阔的胸怀。张元素与刘完素因姓名相似而结缘,因彼此间的良性竞争而互相进步,更因两人都有着宽阔的胸襟及对学术的严谨态度而相互成就。一位有医德的良医不仅要学会治病救人,还要学会虚心求教,若前者是基石,那后者就是使良医登上更高境界的云梯!

张从正：承《黄帝内经》旨意，探情志疗法

△生平简介

张从正(1156—1228年)，字子和，号戴人，金睢州考城(今河南省民权县)人。金元时期是中国古代医学史上的重要时期，亦是中医心理学史上的大发展时期。张从正被后世称为金元四大家之一，他主张"邪气致病论"，泻下之余不失进补，是"攻邪派"的代表医家。张从正治病善于运用汗、吐、下三法，重视情志因素致病，并以此为诊疗思路创立了"痰迷心窍"学说，启发了后世利用涤痰开窍法治疗癫狂。弃官之后，张从正与学生麻知几、常仲明等人共同探讨医理，最后著成《儒门事亲》一书，书名意为儒者能明事理，事亲的人就应当知医道。该书引用《黄帝内经》原文200余次，对经典的继承和发扬值得后人学习。

△医德小故事

金元时期，战乱不断，民不聊生，政局动荡，社会思潮涌动，促成了百家争鸣、医术繁荣的景象。张从正出生在一个世医之家，从小便研读经典，勤求古训，博采众长，爱好吟诗喝酒，性格豪放。兴定年间他曾被召为太医，然而为官不久就主动请辞，后深入民间行医治病。张从正善治疑难怪病，常用些不寻常的方法治疗各种疑难杂症，临证丰富，因此在群众间享有崇高的声誉。他私淑刘河间，并受其"火热论"和《黄帝内经》中的情志理论的影响，在实践中形成了独特的中医心理学思想。《儒门事亲》中记载的一系列心理治疗医案，对后世治疗心理疾病具有重要启示。

话说有一富家妇人平日里总思虑忧愁，两年多无法安然入睡，吃了很多药都没有效果。她的丈夫听闻张从正能治很多疑难病症，便将人请来。一番询问后，张从正为妇人切脉，见其两手脉俱缓，提示思虑伤脾。他与男子私语："痊愈不难，你只需私下配合我。"于是两人相互配合有意激怒妇人，张从正先是狮子大开口，在妇人面前索要大量钱财，其夫应允；又在她家沉醉于酒香数日，而后潇洒离去，不予药方。妇人果然盛怒，出了很多汗，到了晚上竟觉困倦，沉沉睡去足有七八日，醒后便正常进食。这时，张从正再来诊脉，妇人的脉象就如常人一样了。这就是张从正在《黄帝内经》"情志相胜"的基础上想出的"怒胜思"疗法。

还有一人名唤卫德新，他的新婚妻子回门时因路途遥远晚上住在旅店休息。入睡后，被打劫放火的强盗惊醒，从床榻跌坐在地，吓破了胆。从此每每听到一点走动的声响就要晕倒，家里人连走路都小心翼翼。看诊的医生都将此症当作心病来治，开了珍珠、人参等安神药物，却未见好转。张从正看诊后说："惊怕则胆伤矣。"诊断其为胆气衰败。张从正先命两名侍女将病妇按坐在高椅上，又在病妇面前置一矮几。"娘子视此。"语毕，用一木棍猛击，病妇大惊，却因亲眼所见而没有晕倒。张从正说："我用木头敲打茶几，你怕什么呢？"隔了一会儿，张从正再次重击，病妇就不那么紧张了。如此反复，张从正又暗自命人在屋外轻刮窗户纸，带来一串窸窸窣窣的声响。时间长了，病妇渐渐安定下来，笑问："这是什么治法？"张从正回答："《黄帝内经》曰：'惊者平之'。"即让受惊者对受惊的诱因感到习惯，张从正恰是运用这个理论,"使其习见习闻而不惊矣"。当晚,张从正又派人通宵达旦地敲打门窗,巩固疗效。此后,病妇连雷鸣都不惧怕了。

张从正所处的时代"以补为尚",无数医家曲学阿世造成很多误诊的情况。张从正却并不从流俗,他敢于直言妄用温补的弊端,批判社会不良风气,甚至因此遭来嫉恨、嘲笑和诽谤。但他刚直不屈,以精湛的医技继承《黄帝内经》思想,锐意进取,在实践中创造性地运用中医情志疗法,是杏林医学中不可多得的人才。

25

李东垣：良方刻于木，祛疫以救民

△生平简介

李东垣(1180—1251 年)，名杲，字明之，真定(今河北省正定县)人，晚年自号东垣老人，金元四大家之一，也是中医"脾胃学说"的创始人。李东垣提出百病发于脾胃内伤等观念，潜心研究病理，并参考前人典籍及自身实践经验，在内脏脾胃等领域建立起完备的理论体系。因在五行当中，脾胃属于中央土，他的学说也被后世称为"补土派"。李东垣师从张元素，据《元史》记载："杲幼岁好医药，时易人张元素以医名燕赵间，杲捐千金从之学。"

△医德小故事

李杲出身豪门世家，从小待人处事沉着冷静且酷爱医药文学。李杲正值壮年，其母突发疾病，多次寻医未果，遂病死。丧母的沉痛经历是李杲改变人生方向的转折点，他自此开始着手学习医学。勤学好问的秉性让他不惜重金向当时名气颇大的张元素拜师学习，少年好读的习惯与经历让他在医学领域迅速成长，在短短几年时间内就已经领悟了中医学的重要内容并加以实践。

李杲生活在战火纷飞的时代，战事频频使得疫病高发且致死率极高，感染疫病的人的脑袋会逐渐肿至西瓜大小且疼痛剧烈难忍,李杲见此状后,便苦心钻研《黄帝内经》《伤寒杂病论》等书,寻觅根治疫病的良方。不久便得"普济消毒饮子"一方,实际治疗效果极佳。他为了传播良方,为更多感染疫病的人带去康复的希望,遂将良方刻在木板上,放在人流量密集的区域,见此方煮药的病人全部康复,无一例外。从此在杏林界留下了"良方刻于木"的佳话,时人誉李杲为"神医"。

李杲晚年觉得自己将不久于人世,便希望将自己治病救人的医学成果流传给后世,遂寻觅传代弟子。许多富人不惜花重金送自己的孩子来学医,却都被他婉言谢绝。最终他选择了一出身贫寒但品学优良的学医者罗天益作为传代弟子,李杲问:"汝前来学医,为何?钱也?"罗天益毅然回答道:"传授知识,济世救人!"此答深得李杲欢心,遂收其为弟子,为其学习提供了物质条件,并将终身建树毫无保留地传授给弟子。罗天益不负恩师期望,勤勉刻苦,后来也是青出于蓝。罗天益后来对恩师的医学成果进行整理编撰,并延续师傅的择徒标准将医术传给后人,即"仁爱之心,聪明搭理,廉洁淳良"。

李杲出身富贵却并未被财富和权力蒙蔽本心,他将这些优越的条件加以利用,不断提升自己的能力,始终将钱财视为身外之物,将治病救人排在第一位,除了行医济世,他无欲无求。疫病肆虐之时,李杲选择将自己研究的有效药方公之于众,丝毫未想过要以此药方敛财。其人、其术、其德行远远超过同时代的许多人!

26

宋慈：称法医鼻祖，好洗冤断案

△生平简介

宋慈（1186—1249 年），字惠父，南宋建阳（今属福建南平）人，祖籍河北邢台南和县，唐相宋璟后人，生于南宋孝宗淳熙十三年（1186 年），南宋著名法医学家。中外法医界普遍认为，宋慈于公元 1235 年开创了"法医鉴定学"，因此被尊为"世界法医学鼻祖"。宋慈的代表作《洗冤集录》是我国第一部系统的法医学专著，也是世界上最早的法医学专著，广传国内外，对于医学的发展做出了重大贡献。宋慈为医细致，为官清廉，穷尽一生都在为百姓洗冤断案。

△医德小故事

宋慈出生在一个朝廷官吏家庭，父名巩，曾做过广州节度推官。宋慈少年受业于同乡吴稚门下，由于吴稚是朱熹的弟子，因此宋慈有机会与当时有名的学者交往。宋慈二十岁进太学，当时主持太学的真德秀是著名的理学家，他发现宋慈的文章均发自真心，感情真挚，故对他十分器重。

法医宋慈在判案验尸时常遵照理学"视、听、言、动非礼不为""内无妄思，外无妄动"的要求，在检验尸体时都会把隐秘部分遮盖起来，以免生"妄思""妄动"之嫌。他告诫检验官，所有孔窍（包括隐秘处）都必须"细验"，看其中是否插入针、刀等致命的异物；对于妇人则更要避嫌，应抬到"光明平稳处"进行检验。如果死者是富家使女，还要把尸体抬到大路上进行检验，若马路上的人看到了也要避嫌。宋慈的验尸要求，在当时并不能被官员们一致认同，但这对查清案情，防止相关人员利用伦理观念掩盖案件真相是非常必要的。宋慈崇尚实际，不喜空言性理、天命，与当时事功学派的陈亮、叶适的思想比较接近。他有关验尸的自律与他律思想，保护妇女、廉洁奉公的品行对后世影响很大。

有一天，宋慈在一个已结案的卷牍中看到一桩自杀的命案，死者是一个庄稼汉。他觉得庄稼汉自杀的案例很少，必有万不得已非死不可的遭遇才会走上绝路，而案卷中并未记录自杀的详细原因。于是他决定趁案发为时不久，重新加以审理。第一步，他先开棺验尸，发现死者腹部的伤口进刀轻、出刀重。据仵作的说法，案发后刀子在死者手上，但并未紧握，他更觉得可疑，认为其中必有曲折。而后他探访了死者的邻居、亲友，终于查明冤情，揭发了一件强掠妇女、杀害无辜的命案真相。

原来，当地有一个名叫吴良的官宦，依仗父亲做过户部尚书的余荫，贪酒好色，胡作非为。偏巧县知事是他父亲的门生，且为官不正，往往使作奸犯科者逍遥法外，百姓早已怨声载道。有一天，吴良看到一位姿色出众的女性，意图不轨，打听到原来她是庄稼汉的新婚妻子，其管家助纣为虐献了一计：悄悄地将庄稼汉杀害，做出庄稼汉自杀的样子，然后可以掳走新妇。吴良照做后，又拿出一笔银子，妄图贿赂官员，打通关节，于是一桩命案就此草草了结。

宋慈一生为官清廉，生活朴实，勤奋好学，是一位不可多得的人才。他不仅精通医学，还能文善武。因为宋慈是法医，他需要检验的是尸体，这比给活人治病还要难,所以宋慈一方面刻苦研读医学著作,把有关的生理、病理、药理、毒理知识及诊察方法运用于检验死伤的实际操作中;另一方面,他还认真总结前人的经验,防止"狱情之失"和"定验之误",他的所作所为展现出一位法医兢兢业业、求真务实的精神和光明正大、不轻易屈服的道德品质。

27

罗天益：事师如事亲，用药如用刑

△生平简介

罗天益(1220—1290 年)，字谦甫，真定路藁城(今河北藁城县)人，元代医学家，擅长脏腑辨证、脾胃理论、药性药理的运用。罗天益幼时即嗜学，他深受儒家思想影响，后弃儒从医，拜李东垣为师，尽得真传。罗天益晚年在诊务之余结合前人经验，取其精华，推陈出新，编撰了不少脍炙人口的著作，其中以《卫生宝鉴》影响最为深远。1251 年，罗天益学有所成回乡行医，以善治疮而闻名。不久后元兵南下，他临危受命任军医一职随军出征。行军途中他也四处访师寻理，以图精进医术。

△医德小故事

当时有一中书左丞相史公，年过六旬常腹痛泄泻、不思食饮、少气懒言、神疲乏力。有位医生给他服用通圣散，但没想到的是其病不缓反急，病情更加严重。后来左丞相听闻民间有一名医罗天益医术高明，便特地请他为自己治病。罗天益从医严谨，对待病人绝不马虎，在认真听闻左丞相的自述后，他联系到师父李东垣的《脾胃论》，随即拟订了一副药，名曰"参术调中汤"。接下来的日子，罗天益多次询问左丞相的用药和身体状况，并针对病情变化，在治疗方面做出相应的调整。经过前前后后约一个月的调理,左丞相的病终于被治好了,但随之而来的问题是如何让该病不复发。其他医生在面对此种情况时多会让病人接受下一步的治疗,但罗天益坚定地否定了这种想法,罗天益说:"'是药三分毒''用药如用刑',有罪的人才用刑,有病的人才用药。一个身体康健的人吃药反而会伤了正气。"就这样,左丞相在罗天益的治疗下恢复了健康,他的治病理论也流传开来,并对后世医者产生了一定的影响。

罗天益的学术思想遥承于张元素,授受于李东垣,可以说李东垣是其行医道路上的助推器,对他有着潜移默化的影响。公元 1243 年,62 岁的李东垣回到家乡,他自知年事已高迫切希望找到一位传人继承自己毕生所学。于是李东垣将自己的想法告诉了朋友周德父,就这样在周德父的介绍下,李东垣认识了罗天益,并收其为徒。相传,罗天益出师那天,他的老师李东垣送给他一个红纸包,罗天益再三言谢,回到家中打开红纸包一看,上面写着三首诗:

> 淡竹枳壳制防风,内藏红花在当中。
>
> 熟地或须用半夏,坐地车前仗此公。
>
> 在外肥又胖,在家瘦模样。
>
> 忙时汗淋淋,闲时靠着墙。
>
> 少时青青老来黄,千锤百结打成双。
>
> 送君千里终须别,弃旧迎新抛路旁。

罗天益读罢不禁感慨良深,他读出了老师对自己的依依不舍和殷殷期切。老师把对他的期望融进了这三首诗中,希望他能常提灯笼,勤带雨伞,不辞劳苦地奔走在治病救人的医路上。

罗天益继承了老师的学术思想,并整理刊出老师的医学著作;他不忘老师的殷殷期切，在行医之道上树立了"名方虽多，不可滥用"的可贵理念。他非常重视师教传承，待恩师、师母如父母般常侍左右，甚至在恩师、师母去世后仍"祠而事之如平生"，堪称医学史上尊师重教的典范。

28

曾世荣：用心精微处，医同父母心

△生平简介

曾世荣（1252—1332 年），字德显，号育溪，又号演山翁，衡州路（今湖南省衡阳市）人，元代著名儿科医家。曾世荣幼习举业，后拜世医刘思道为师。他是我国古代著名的儿科医生，常把患儿看作自己的儿孙，他在晚年曾为自己的画像题诗："涉历风波老此身，业医惟务体诸仁。幼吾幼及人之幼，一念融为四海春。"曾世荣将其师所遗方论、诗诀等详加编次，又集平时论证和方剂，合成《活幼心书》三卷、《活幼口议》二十卷传世。

△医德小故事

曾世荣对待病人恪尽职守，认真细心。当时一名门王千户携家眷从广西远赴衡州，长途跋涉的辛劳使其子难忍舟车之苦，头疼剧烈难忍，不停哭泣。王千户手足无措，遂为儿子寻医治病，但服用多种方药均不见好转。后听闻名医曾世荣医术高超，遂请他来为其子治病。曾世荣遂前往为王千户之子救治，他仔细核查病儿身体各部位症状，并结合病儿自述综合分析，初步判断为外伤所致疼痛的可能性大。后曾世荣对病儿的身体各部位进行仔细检查，并认真了解路途中的变化，通过一番问诊查验，最终在病儿的脑顶囟门处发现异常。在此部位，他发现有细小的竹签刺入，考虑到接受治疗的是个孩子,便想尽办法以减轻孩子的痛苦,为了降低疼痛感,他先用酥油将该部位润湿,后用镊子等工具将插入的竹签全部取出。此番操作后,孩子立刻不再觉得疼痛,停止了哭闹。该病病因是船只行进过程中受天气因素影响,船篷被大风吹落不小心砸到了孩子的头部,但是因为部位的特殊性与竹签的隐蔽性,才使得众人许久未发现病儿有外伤,这也是王千户之子疼痛难忍、不停哭泣的原因。

有人说,做儿科医生难度很大,因为孩子们不能很好地表达自己的想法,只能通过哭闹向外界传递自己身体不适的信号。作为一名儿科医生,对病儿更应当尽心尽力,细致入微,审查病情时不妄加揣测,也不敷衍了事。"医之为用,在于细心",曾世荣认真细致地救治病儿的故事对后世儿科医生具有重要的启示意义。

29

朱丹溪：以奇方治病，用妙法医心

△生平简介

朱丹溪(1281—1358 年)，名震亨，字彦修，元代著名医学家，婺州义乌(今浙江义乌)赤岸人，因其故居旁有条美丽的小溪，故名"丹溪"，后世学者遂尊之为"丹溪翁"或"丹溪先生"。朱丹溪医术高明，妙手回春，临证治疗药到病除，服药即愈或不必复诊之例数不胜数，故时人又称其为"朱一贴""朱半仙"。他力倡"阳常有余，阴常不足"之说，创阴虚相火病机学说，申明人体阴气、元精之重要性，被后世称为"滋阴派"的创始人。他与刘完素、张从正、李东垣并列为金元四大家，在中国医学史上占有重要地位。他弟子众多，方书广传，著有《格致余论》《局方发挥》《丹溪心法》《金匮钩玄》《素问纠略》《本草衍义补遗》《伤寒论辨》等医书。

△医德小故事

朱丹溪身为名医，不仅能治病，还可"治人"，即同时救治病人身体与道德上的疾病。金华县城有个叫施王孙的富家子弟，吃喝嫖赌，无恶不作，仗着家中的权势与地位压榨欺凌当地百姓。他到处拈花惹草，当地女子因受他的霸凌而苦不堪言。一次，他见方员外的女儿方姣仙年轻貌美，欲娶她为妻，方姣仙见施王孙道德败坏，又和自己的年龄相差较大，便果断拒绝了他。然而方员外看中施王孙家的权势和地位,遂答应了这门亲事,并在中秋期间将女儿强行嫁给了施王孙。然而方姣仙性格刚烈,拒绝拜堂成亲,施王孙万般无奈只能将其关在房间里,再骗其答应拜堂。

一夜过去,第二天天亮,施王孙竟然突发病症,浑身发痒难忍,脸部水肿严重。家人被他这副样子吓坏了,立刻决定要请最好的医生来为他看病。当时的朱丹溪已是医名远扬,施王孙的家人遂请他前来为其诊治。朱丹溪听闻病人病情后感觉十分严重,担心疾病已危及其性命,于是急忙赶往施家。在看过病人的情况之后,朱丹溪开始仔细观察,并亲自检查婚房布置。很快,他心里就有了定论。但是朱丹溪对施王孙的为人早有耳闻,于是并未告知其家人实情,而是神情严肃地对施王孙的母亲说:"此病奇特,无须吃药,两点做到,病可痊愈。首先将强行迎娶过门的妻子连同嫁妆全部归还,其次派人伐树做一具棺材。"施母被他的一番话吓得手足无措,不知如何是好,不禁发问:"做棺材有何用呀?"朱丹溪回答道:"之所以称之为奇病是因为其救治手段很罕见,施王孙强行娶人过门为发病原因,如果继续坚持,将不久于人世。如需救治此病,从此以后需戒色戒欲,理智有德。另外,棺材打造好时让施王孙在里面躺三天,他的起居饮食皆需在棺材里,只有这样其所患之症方可根治。"施家人听后,急忙照办。三天后,睡在棺材里的施王孙的病果真好了,便自己从棺材里爬了出来。后来,朱丹溪的学生很不解此种救治方法,遂向其询问缘由。朱丹溪回答道:"此种情况是由新房装修的油漆污染引发的疾病,又称'漆疮',根本无须救治,只需让病人远离油漆,休养几日便可自行好转。但是救人需要先救德,我对他隐瞒实情,让他睡在棺材里,是想给他一个教训,让他反省自己的恶劣行为,之后再对他以后的行为提出指导。这样既治病又育人,岂不一举两得。"

医生也是要有人情味的,治病救人,不仅要医人,还要医心。鲁迅弃医从文就是为了唤醒国民已经病入膏肓的麻木不仁,朱丹溪也是一样,一个善意的谎言,既拯救了一个纨绔子弟,也救了一个刚直不屈的女儿家。悬壶济世,济的是肉体,也是灵魂。

刘纯：试克癌之法，寻养生之道

△生平简介

刘纯(1363—1489 年)，字景厚，号养正增老人，明代著名医学家。其先世在元代为名门望族，后家道衰落。其父刘叔渊为朱丹溪之徒，医术精湛。刘纯继承其父之志，从医数年，深受百姓爱戴。刘纯一生漂泊不定，多次迁居。他于明洪武初年(1368 年)迁入关中，在长安居住 20 余年；后其随军医疗迁往凉州，并于洪武二十八年(1395 年)前后定居甘州。刘纯在陕、甘一带行医近 40 年。刘纯学识渊博，著述颇丰，著有《医经小学》《玉机微义》《杂病治例》《成化咸宁景厚家学》等医书。他编写的《医经小学》将简单易懂的韵体文与晦涩无味的医经巧妙地结合起来，使之读来朗朗上口，被誉为"神方妙术"。除了不朽的著作，刘纯一生专注于研究养生之学，著有《短命条辨》，有"养生十条"传之于世，他以 126 岁高龄验证了养生可以延年益寿。

△医德小故事

据说，明代开国元老徐达有一女名曰徐仪华，是燕王朱棣最信赖的妃子，也是刘纯的表姐。当时为夺取建文皇帝朱允炆的皇位，燕王朱棣发动了靖难之役。但是好景不长，朱棣节节败退，军队伤亡惨重。刘纯在当时作为一名太医义不容辞地奔赴战场，他日夜督造"军功散"给受伤的将士使用。在这场战争中,徐仪华亦为国事操劳而累坏了身子。1400 年,在战事的紧要关头徐仪华得了乳岩(现代医学称之为乳腺癌),得知此事的刘纯赶忙前来为其诊疗。他想到先祖刘完素曾向东海渔民学习用鲨鱼胆治疗乳岩的方法,于是他便给徐仪华服用适量的鲨鱼胆以观察效果。果不出所料,在服药一段时间后,徐仪华的病症得到了缓解。然而此疗法终究未能治愈此顽疾,7 年后徐仪华仍死于乳岩流注。

徐仪华之死令永乐皇帝朱棣悲痛欲绝,但是考虑到刘纯在战役中做出的巨大贡献,又应徐仪华之遗嘱,故刘纯不仅保住了性命,还获得了对死囚进行研究的机会,以进一步攻克疑难杂症。这也就是后世人们口中流传的"以囚试医"。为了弄清药物的药效和药性,刘纯从诏狱中挑选出年龄在20～30 岁、身体健康的男女死囚各 500 名,并制定"双盲四法"开展试验。双盲是指医生和囚犯都不知道正在试验的药物是什么,以防干扰试验结果;四法是指通过让囚犯吃、浸、熏、喝这四种方式来观察药物对胃肠、皮肤、肺脏等身体部位的影响,并以胃气为准判断药物的效果和毒性。这项"以囚试药"的成果最终被集结整理后著成《用药手札》,也就是今天称的《太医黑名单》。自此试验以后,历代太医院都以《太医黑名单》为准绳,谨慎地为宫廷辨证选方。刘纯的这项实验虽然有道德争议,却是我国开展最早的且经官方允许的人体试验,对医生甄别中草药的药性和药效有重要作用。

刘纯一生坎坷不平却始终坚守自己的从医原则,除继承发展先祖刘完素的一套医术,自己也一直致力于寻找长寿之奥秘,最终写成《短命条辨》,总结出了一套指导后人的养生之道。刘纯的一生,见过复道行空,也闻过舞殿冷袖;感受过庙堂之高,也体会过江湖之远。在度过磕磕绊绊的人生后,他毅然投身于延续生命的医学事业。刘纯以其深厚的医学造诣,敢于探索的精神,珍爱生命的人生态度,始终为后世所景仰。

31

汪机：百金弃如羽，人命重如山

△生平简介

汪机（1463—1539 年），字省之，号石山居士，安徽祁门城内朴墅人，明代医家。汪家世代行医，祖父汪轮、父亲汪渭均为名医。汪机少时勤攻经史，后因母亲长期患病，父亲为其诊治也未见效，遂放弃科举，随父学医。他努力钻研诸家医学经典，取各家之长，融会贯通，医术日精，很快便青出于蓝而胜于蓝。他不仅治愈了母亲的头痛呕吐病，且"行医数十年，活人数万计"。汪机在学术上，既受金元各家影响，又不拘一格，其著作最显著的特点是善于汇集各家之说，且在阐发中医基础理论方面有独到的见解。汪机医学著述颇丰，其中《石山医案》是他的代表作，全书共三卷。他在《营卫论》一篇提出"调补气血，固本培元"学说，一举奠定了新安医学的理论根基，开创了新安医学发展的"黄金时期"，由此也确立了汪机一代名医和新安医学奠基人的地位，他也被誉为"王道医师""一代宗师"。

083

△医德小故事

汪机少时便有鸿鹄之志，他饱读诗书，尤攻经史，一心想通过科举考取功名，实现治世理想。身为医生的祖父和父亲虽想要他继承衣钵，但也支持他的理想，让他上私塾、会文人、交书友、拜名师。但是，随着年龄的增加,阅历的丰富,汪机逐渐发现,真实世界并非他在书里读到的那样。因祖父和父亲都是名医,汪机也由此结识了不少达官显贵。可每当他一脸骄傲地说出自己的抱负时,得到的不是他人的赞许,而是轻蔑的嘲笑,一位富家子弟甚至拍着他的肩膀说他如井中蛙。起先,他还以为这只是他人的揶揄调笑,可书读得越多,文章写得愈多,他愈加能从他人的轻蔑嘲笑中窥探出世道真相。于是他开始陷入深深的思考之中:如果成为一个大官并不能为百姓们做些什么,那我也无法通过仕途来实现我的抱负,那还有什么事是我能为这天下人做的呢?

母亲的某次犯病让他茅塞顿开,有了新的想法。那是一个夏天,杏树上的蝉都热得停止了鸣叫,母亲的头痛呕吐病又犯了,在父亲和祖父的治疗下依然没有好转。看着母亲痛苦的表情,汪机的心都揪了起来。与此同时,夏季酷暑难耐,生病的百姓越来越多,家里的医馆近日来看病的人比往常多了很多。看着病人脸上露出的痛苦表情,汪机心有余而力不足;看着父亲和祖父忙碌的身影,汪机幡然醒悟:真正的救世难道不就是救民吗?自己一直在找寻的救世之法,不就应该像父亲和祖父这样吗?想到这些,那些笼罩在汪机心头上的阴云终于散去了。于是想通一切的汪机开始放下经书,努力钻研诸家医学经典。他取各家之长,融会贯通,同时还虚心向父辈们请教。在父亲和祖父的指导下,很快汪机便青出于蓝而胜于蓝。他不仅治愈了母亲的疾病,还帮助父辈拯救了时疫中的病人。在这期间汪机有了很多自己的心得体会,也积累了许多实践经验,从此他便踏上了行医之路,开始钻研医学,治病救人,终成一代名医,后来还开创了誉满中外的新安医学。

汪机行医治病颇有名家风范,他强调不可轻视人命,对待重危病人要

"竭力治之,至忘寝食"。明嘉靖九年(1530年)冬,祁门县内痘疫盛行,许多人因之而死,百姓苦不堪言。汪机见此景,一方面倾尽钱囊为病患购置药材,并免费为病者医治,其间所救病人不计其数;另一方面,他还认真将疫情暴发和诊治情况详加记录,并翻阅群书撰成《痘治理辨》一书,这为后世治疗此种疫病提供了经验,避免了后世医者临病而慌的局面。

汪机以仁术济世为己任,对病人有请必应,诊病细心尽力不求回报,尤其体谅贫苦百姓,对达官贵人则时有矜持,对危重病人则"至力救之,至忘寝食"。他"行医数十年,活人数万计",生活简朴,不尚名利,在百姓中素负盛誉。汪机一生都行走在治病救人的路上,他上承金元各家而不拘门户之见,下开新安医学流派之先河,其刻苦钻研的毅力、勇于创新的精神及德术双修的人生追求都令人敬佩,最终,他凭借极高的医术造诣在桑梓之地奠定了新安医学的理论根基。

32

万密斋：心宽不计怨，能开济世方

△生平简介

万密斋（1499—1582 年），原名万全，号密斋，明中期湖北黄州府人，与李时珍齐名，时人多称"万密斋的医术，李时珍的药"。万密斋出身于中医世家，被国家中医药管理局评定为明清时期 30 位著名的医学家之一。他治学严谨，医德高尚，行医 50 余年，尤擅儿科、妇科、痘诊科，在养生保健理论和实践方面独树一帜，誉满鄂、豫、皖、赣，名噪于明隆庆、万历年间，被康熙皇帝嘉封为"医圣"。万密斋著有《万密斋医学全书》，此书对临床医学具有较高的参考价值。其中，《养生四要》对养生保健、预防疾病、优生优育等方面有独到见解，他提出的"寡欲、慎动、法时、却疾"的养生理论不仅要比世界卫生组织提倡的"心理平衡、营养均衡、适当运动、戒烟限酒"的养生理念早几百年，而且内涵更加全面科学，也被后世尊称为"中华养生第一人"。

△医德小故事

万密斋自幼聪慧，勤求古训，博览群书，注重实践，品德高尚。他倡导"医者，仁术也"，并身体力行，不论病人贵贱贫富、长幼妍媸、亲疏愚智，他都以相同的态度为其治疗，不轻贱任何病人的性命，万密斋也因此誉满民间。

　　相传万密斋和同乡胡元溪有宿怨，有一次，胡元溪的儿子患咳疾，请许多医生诊治，却都无功而返，且其子病情还日益严重，出现了痰血。胡元溪看着孩子日日忍受病痛的折磨，心疼不已，几经辗转，最终还是请来了万密斋为其子医治。万密斋并未因与胡元溪之间的恩怨而马虎怠慢他的孩子，仍精心诊治，细致开药。在用过 5 服药后，孩子的咳嗽已经减去七分，痰血也止住了。但胡元溪并不像万密斋这样心胸宽阔豁达，而是抱着怀疑的态度，又请了别的医生给孩子诊治，可这又使得儿子的病复发如初。至此，胡元溪十分后悔自己以小人之心度君子之腹，便再次请万密斋前来治疗。万密斋依旧不计前嫌，重新为其子精心治疗。这次，胡元溪再没有换过医生，而是全心信任他，并积极配合治疗。果然，病儿开始逐渐好转直至痊愈。对此，人们说法不一，有人称赞万密斋品格高尚，也有人抨击他没有骨气和原则，万密斋听到这些关于自己的流言蜚语也并不气恼，只是淡淡地说："医生治病当以活人为准，不应记挂宿怨。"

　　万密斋在中医养生方面造诣精深，他将自己的养生之道总结成"四要"，记入其著作《养生四要》之中。后人学习《养生四要》，总结了四句歌诀："寡欲无为色食伤，慎动元精静里藏，法时顺应天寒燠，却疾提前病可防。"他创立了这套理论后，不仅躬行实践，还带动了中医养生的盛行，他平生最大的愿望就是老百姓能够通过他的养生之法延年益寿，少患病，甚至不患病，他希望每一个人都能平安健康。万密斋质朴的想法和意愿打动了无数后世医者，也为很多人指明了延年益寿的养生方向。

33

李时珍：千仞无枝秀，《本草纲目》成

△生平简介

李时珍(1518—1593年)，字东壁，晚年自号濒湖山人，湖北蕲春县蕲州镇东长街之瓦屑坝(今博士街)人，明代医药学家。李时珍著有《本草纲目》《濒湖脉学》《奇经八脉考》《五脏图论》《三焦客难》《命门考》等。李时珍注重药物研究，重视临床实践。他曾长期上山采药，深入民间，并参考历代与医药有关的书籍800余种。同时，他还亲自鉴别、考证各种药物，纠正了古代本草中记载有误的药名、品种、产地等内容，并收集整理宋、元以来民间发现的多种药物。经过27年的艰苦研究，李时珍最终著成传世之作《本草纲目》，其书收录诸家本草所载药物共1518种，新增药物374种，总结了16世纪以前我国古代劳动人民的用药经验，对后世中药学的发展做出了重大贡献。

△医德小故事

李时珍出身于医学世家，其父亲和祖父均是名医。耳濡目染之下，使得李时珍逐渐对医学产生了浓厚的兴趣，但是他的父亲因当时医者不受人尊重，要求李时珍改考科举走仕途。李时珍天资聪颖，14岁便中了秀才，但在后来的科考中屡次落选，这无疑动摇了他想要走仕途的决心。李时珍年

幼时期体弱多病，后来他在身患痨病时决心弃儒从医，走济世救民之路。父亲看他心怀良医之志，便将毕生所学都传于他。

李时珍在父亲的教导下阅读了大量医书古籍，加之他一直给人看病积累了不少临床经验，这使得他对医学有了更加深入的理解。他在阅读医书时发现，虽然其中记载了许多能够医治疾病的药材，但是有很多药材的记载资料不全，不能有效治疗疾病，甚至还会加重病情。随着阅读书籍的增加，李时珍还发现，即使是同一种药物，不同医书或不同医者对其用法和记述也各不一样，现存的医书古籍对药物记载存在缺陷和错误。这些惊人发现使得李时珍开始对药物研究产生了兴趣，他决定编修一本完整的本草书籍，供后世医家参考，以减少医家行医时的用药错误。

"实践是检验真理的唯一标准"，为了不再犯前人的错误，李时珍不畏艰险，四处游历，对各种药物进行了实地考察。有时为了弄清楚一种药草的药性，他还会不顾自身安危以身试药。一次，李时珍在一家客栈投宿时看见几个车夫围着一口小锅，正在煮一种连根带叶的野草。李时珍见此情景十分好奇，便询问他们锅中的野草是何物，车夫们回答说："这种草名叫鼓子花，又叫旋花，有舒筋活血的功效，我们赶车的都靠劳力吃饭难免伤筋动骨，便经常煮这个汤来喝，以保平安。"李时珍记下车夫的话，之后便多次尝试，直到确定此药的功效，结果发现其效用果如车夫所说。还有一次，李时珍听说北方有一种名叫曼陀罗的花，人们服食后如中邪一般，又跳又舞，直至昏死。为了验证此药，李时珍特地到北方寻访。到了北方后，他发现曼陀罗高3~4尺，叶似茄叶，亲自尝试后发现其果然有兴奋和麻醉作用，于是记载："割疮灸火，宜先服此，则不觉苦也。"后来，他为了寻找曼陀罗的解药，便多次不同量地服用曼陀罗，再根据自己的经验解毒，最后既找到了解药,也对曼陀罗的药性有了更深入的了解。李时珍对待医学严谨认真,为了得到最真实的研究结果,他不惧生命之危亲尝百草,最终写出皇皇巨著《本草纲目》,造福世人。

李时珍虽未考取功名,却当过知县,后来为解百姓疾苦,便毅然弃官行医。他离任前,接任的知县为他设宴饯行。席间,那位新知县对李时珍说:"闻李公医术高明,能起死回生,如华佗转世,可否为本官开一帖补体药方?"李时珍早就听说此人是个沉迷酒色、贪赃枉法的势利小人,便有意嘲讽一下他,遂为其诊脉,查看他的病情。不一会儿,李时珍叫衙役取来文房四宝,开出一剂"十二味汤"药方:柏子、木瓜、官桂、柴胡、益母、附子、八角、人参、台乌、丝络、上党、山药。李时珍把药方交给新任知县,微微一笑,便辞别回乡了。第二天,那知县洋洋得意地叫师爷拿药方去配药,药铺的郎中老先生接过药方,看了半天,觉得这药方不伦不类,十分疑惑,琢磨了好一阵子,忽然捧腹大笑,连喊三声:"妙!妙!妙!"师爷感到莫名其妙,便问:"老先生为何如此发笑?"郎中说:"这药方是变着法子骂你家老爷呢!你把十二种药名的头一字连起来,谐音便是'柏木棺材一副,八人抬尸上山'。"

作为明代著名的医药学家,李时珍和他的著作《本草纲目》名扬海内外,被誉为"东方医药巨典",达尔文曾引用该书,并称其为"中国古代百科全书"。该书不仅对中国药物学的发展做出了重大贡献,也推动了世界自然科学的发展。

李时珍治学严谨,不畏艰险,亲自鉴别考证各种药物药性著成巨作,福泽后世子孙。他为人品性高洁,正直善良,一心维护病人健康,这种精神也一直为医界所称颂。

徐春甫：创宅仁医会，行济世理想

△生平简介

徐春甫（1520—1596年），字汝元，又号思敏、思鹤，安徽祁门人，明代著名新安医家。徐春甫出身于诗书之家，祖辈父辈俱业儒，早年攻举业，有济世情怀，后因体弱多病，遂弃儒学医。他精研《黄帝内经》《难经》和金元四大家医理，博览医书，精通内、妇、儿科，著有《古今医统大全》《痘疹泄秘》《医学未然金鉴》等书。徐春甫于明隆庆二年（1568年）在北京创办了我国历史上最早的医学会——"一体堂宅仁医会"，该医学会提倡为医者应以仁为本，为人治病应秉持诚意、恒德、忘利、恤贫的原则。该医学会的创立为当时的医家提供了学术交流的平台，对提升医家的医疗水平和医德素养具有重要意义。徐春甫和汪机可谓新安医学的两座高峰，他们开创了新安医学的新时代，将新安医学推向全面发展的"黄金时期"。

091

△医德小故事

相传徐春甫医术高超，在当地很有名气。他为人仗义，经常扶困济贫，是一位意志坚定、品性高洁之人。徐春甫曾经写过一副对联："著手成春万家生佛，婆心济世一路福星。"表达了他一生为医的理想追求。

话说有一天，徐春甫上山采药，其间他细心地辨识各种草药，并将它们放进药篮里。突然,他发现一个男子正无力地躺在一棵树下,已经失去了意识。作为一名医者,他时刻谨记自己的责任——济世救人,于是前去为该男子诊治,试图找寻他昏迷的原因。终于在一番检查后,徐春甫发现这名男子是被毒蛇咬伤了,恰好他的药篮里就有治蛇毒的草药,于是他赶紧用药篮里刚刚采来的药为其敷上。等了一段时间,中毒昏迷的男子渐渐苏醒过来,但他的身体还没有完全恢复便急着离开。徐春甫见此情形立即上前阻止,并将病情仔细地告诉了他,嘱咐他好生休息暂时不要走动,等毒性完全解除才能继续走路。可是,男子等不及了,他含泪告诉徐春甫,他的妻子得了重病,时日不多,听说徽州这里的山上有一种草药——回春草可以解百毒,所以他才上山采药,因此中了蛇毒。现在他必须尽快找到这种草药,回去救自己的妻子。徐春甫听后被他的真诚和对妻子的爱所打动,便答应帮他寻找回春草并为他的妻子治病。经过努力,徐春甫找到了回春草。但是回春草生长在悬崖边,山崖十分陡峭,一不小心就有滑落山崖的风险。徐春甫有过瞬间的犹豫,但他转而想到自己许下的承诺,这位丈夫对妻子的爱,以及身为医者不抛弃每一位病人的信念,便冒着生命危险爬上悬崖,将回春草采了回来。

之后,徐春甫带上草药和该男子一同回去救治他的妻子。到了该男子的家里徐春甫才知道,这个为救妻子孤身上山采药的男子竟是当朝手握重兵的荣王爷,要救的人原来是容王妃。就在徐春甫受王爷嘱托救治王妃时,他发现王妃得的病并非不治之症,而是蛮夷之地的一种天花,只是这种病在中原并不常见,很多医者并未见过此病症故而无从治疗。其实这种天花只需要在手上划一道口子,往里面加一颗牛痘就能治好。在徐春甫的治疗下,王妃的"不治之症"很快痊愈了。王爷甚是欣喜,为感谢徐春甫对自己和妻子的救命之恩，要赏赐他黄金千两，并希望他可以留在太医院。但是徐春甫心中装着更多贫苦不得救治的病人，便婉拒了王爷的好意，回到家乡继续过着他原来的生活。

纵观古今中医大家，但凡有所建树者无一不是德艺双馨的医家，而首创医学会的徐春甫更是用自己的言行举止诠释了"医乃仁术"四个字的含义。徐春甫一生为医学发展不遗余力地贡献自己的力量，他著书立说，创办医学会，为新安医家，乃至整个中华传统医学的发展做出了巨大的贡献！

35

孙一奎：行平等之医，开实用之药

△生平简介

孙一奎(1522—1619年)，字文垣，号东宿，别号生生子，安徽休宁县人，明代著名医家。孙一奎幼年时聪慧过人，初习儒时塾师稍事点拨，他即能了然大意。其父业儒，曾多次应试不第，后积劳成疾。时值嘉靖年间，朝中奸佞当道，闭塞贤路。孙一奎虽习儒颇有所得，但也看清了仕途的艰辛，又见其父日夜攻读导致"体疲惫而弱益甚"，便萌发了"不为良相，便为良医"之念。稍长后，孙一奎遵父嘱前往浙江经商，途中遇到一位精通医术的修道之人传授给他方书，他读后并用于实践，见此方果有奇效，遂立志舍儒从医。后来孙一奎随徽州黟人黄古潭先生学习，黄古潭是明初名医汪机的弟子，故尽得二人真传，终成一代名医。孙一奎是明代温补学派的重要人物，也是命门动气学说的倡导者，他对中医理论与临床两方面都有重要贡献。他著述丰富，尤其是所著《赤水玄珠全集》颇具风采，时人评价他："新都之巨阀穷檐，与三吴之显贵隐约，靡不饮其汤液而称有喜。"

△医德小故事

孙一奎弃儒从医后便苦读医籍、寻访名师，潜心学习医学，他颇具天赋，加之后天努力，很快就名噪一时。他不仅医术高明，而且还有一颗对待病人一视同仁的仁爱之心。他救治的病人中既有达官显贵、名人士绅，也有贩夫走卒，这些人在他眼中都是病人，并无差别。在一次疫病暴发时，他曾挽救了老家沈氏大家庭70余人的性命，沈家以"千金不足以为其重"来称赞他。孙一奎有个老乡叫叶子黑，家里非常贫困，史载他"家事窭乏"，没有条件为病重的妻子请来医生，孙一奎知道后，不但为其妻子治好了病，还资助了一些银两供他妻子滋补调养。关于孙一奎治病救人，类似的故事还有很多。

据说，明末时有户贫苦的农民，他的妻子产后失养，患了"子宫下垂"的病症。她坐不成，睡不适，痛苦万分。一天，该农民请了一位妇科医生来为妻子看病。这位医生漫不经心地把了下脉就诊断道："这病不难，只要吃一百帖补中益气汤就行了，每帖需人参三钱，服满二斤，病才可痊愈。"农民一听，面露难色道："我家日无隔宿之粮，夜无御寒之被，哪有钱吃得起人参啊！"病中的妻子听后也流下了辛酸的泪水。恰巧孙一奎从这路过，听罢后十分同情这家人，于是径直走进他家里。孙一奎仔细检查病人后转身指责那位妇科医生："你这是强人所难啊！病人的家庭情况你又不是不知道，哪有钱吃这么多人参？作为医生应该首先替病人着想，更何况她的病并不是气虚引起的，你为何开出百帖人参处方？难道你认为处方昂贵就能显示出医生的本事么？"他越说越气愤，结果该妇科医生被骂得灰溜溜地走了。接着孙一奎对农民说："我有一个单方用不了多少钱，不出意外的话5天就能见效，你不妨先试试看。"农民久仰孙一奎大名，现在见他主动上门治病，又分文不取，心中大喜忙请他开处方。孙一奎让农民从地里割了点韭菜，嘱煎取浓汁倒入盆中，再弄来一块两斤重的生石膏投入盆中，当石膏溶解发出"咝咝"声时，便可滤去灰渣，让病妇趁热坐到盆上，先熏后洗，并用韭菜揉搽患处。坚持3日后，农妇的病便慢慢好了起来。邻里得知农妇恢复得这么快后，都非常敬佩孙一奎的医术和人品，并把治愈那位病妇的处方叫作"赛百帖人参汤"。

孙一奎志存高远却生不逢时，无法通过仕途实现自己的抱负，但他心中济世救人的理想之焰从未熄灭，于是他毅然弃儒从医投身于医学事业。他的一生正是"不为良相，便为良医"最真实的写照。他在求学途中虚心学习，不断积累经验并用于实践。他也在行路之时体味人间疾苦，看遍世间风华，所以他更加爱惜穷苦百姓，懂得为他们着想。何为良医？仅仅做到救死扶伤、悬壶济世是不够的，医术与医德两者缺一不可。医术高超者能开出妙手仙方救人性命，医德高尚者则能在救治病人的同时设身处地地为病人着想。能开出治好病的药不算良医，还要能开出病人吃得起的药，这才是真正的"济世良医"。

方有执：法古不泥古，传承不守成

△生平简介

方有执（1523—1594 年），字中行，号九龙山人，明代伤寒学家，安徽歙县人。他的妻儿共 7 人皆因伤寒而死，他本人也大病缠身，幸而治愈康复，因此他发奋钻研《伤寒杂病论》。但《伤寒杂病论》年代久远，早已散佚不全，且在流传过程中屡经更易，早已失去了仲景之文的原意。方有执竭尽 20 余年之功力，对《伤寒杂病论》原文进行逐条考订、重新编次，并予以注解，最终著成《伤寒论条辨》八卷，附《本草钞》《或问》《痉书》各一卷，提出风伤卫、寒伤营、风寒两伤营卫的"三纲鼎立"学说。方有执首倡"错简"，重新编次《伤寒杂病论》并确立"三纲鼎立"学说，这在学术上是大胆的创举。他的《伤寒论条辨》不仅有很高的学术价值，更重要的是开《伤寒杂病论》研究不同流派争鸣之先河，对活跃《伤寒杂病论》研究的学术气氛产生了相当大的影响。其后喻昌、张璐、吴仪洛等医家继承并发扬方有执的学说，开中国医学史《伤寒杂病论》错简重订派之先河。

△医德小故事

方有执少年时并未立志学医，中年时妻儿共 7 人皆因患伤寒被庸医误治而逝世，且自身又身经弊难。在"厄苦惨痛，凄凄无聊"之余，方有执感悟医学可以解除世间疾苦。于是他重新拾起对生活的希望，发奋学习钻研医术，并游历齐、鲁、川等地，拜师交友，与他人共同探讨医学真谛。

方有执在游历淮、楚之地时，发现各地多数医家不明外感高热抽搐之病因，皆混称为"惊风"，且时有病人因医生的误诊而丧命。方有执对此很是气愤，他愤恨医生的误诊，惋惜病人因庸医误诊而丧命。他认为，作为一名医者最基本的职业操守就是应精通各种疾病的病因，而不是在对疾病的病理模棱两可的情况下就去诊治病人，致使病人不幸丧命。于是他决定弄清"痉病"和"惊风"之间的区别。他不辞劳苦，四处探访，实地调研，深入研究，最终找到了病因。方有执为防止医生误诊而导致病人死亡的事再次发生，遂著成《痉书》一卷，此书对如何辨别"痉病"和"惊风"，以及如何诊治痉病都提供了有效的方案。在书中，他认为痉病是伤寒发热汗出、血虚所致，小儿血气未充，新产之妇本体血虚、筋脉失养，故痉病在小儿中比较常见，其次见于新产之妇，其治疗方法遵循张仲景方。自此《痉书》在民间传播开来，医生也能正确诊治病人的病情继而对症下药，降低了病人的死亡率。

方有执年老后便返回家中，著书立说。因痴迷张仲景的伤寒学说，他将《伤寒杂病论》尊为医方之祖，并倾尽生命的最后力量研究《伤寒杂病论》。随着研究的日渐深入，方有执开始对《伤寒杂病论》提出质疑。他认为《伤寒杂病论》原著年代久远，又经东汉末年之战乱，简编丢失错乱，早已失去张仲景《伤寒杂病论》的原貌。即便是西晋王叔和及后世整理编次校刊的版本在次序上也均有变动，医家或以其为不全之书而置之不顾，或直接沿袭王叔和等版本之误，导致众多医家不能"心仲景之心，志仲景之志"。当方有执将这个想法告诉朋友时，朋友都坚定地认为《伤寒杂病论》不会有错，因其为张仲景所著，且经历了时间的考验，已传承千年有余。但方有执不这么认为,遂开始对《伤寒杂病论》进行重新编排。他首次采用了删、移、改、拆的方法,对篇、卷及条文的位置根据情况做出调整,并对《伤寒杂病论》进行注解,力求符合张仲景的原意。

就这样,方有执二十年如一日地刻苦研究《伤寒杂病论》。终于在明万历壬午年(1582年)完成初稿《伤寒论条辨》,后为保证其书的严谨性,又历经7个春秋的修改,最终在万历己丑年(1589年)定稿,此时方有执已年过七旬,两鬓斑白。方有执将《伤寒杂病论》整理编次后,进一步加强了原书的系统性和条理性,突出了重点,便于初学者学习掌握。方有执主张要"心仲景之心,志仲景之志",他敢于疑古,敢于创新,开"错简重订派"之先河,拉开了伤寒学派百家争鸣的序幕。清代伤寒学家喻昌、章楠、张璐等医家均尊崇他的方法研究《伤寒杂病论》,并创立了"错简重订"派。

方有执一生坎坷,但面对惨淡的人生他没有失去对生活的希望,反而愈加努力学习医学以求世人不再如他一般受伤寒之苦。他身处逆境却仍想着以自己微弱的萤火之光照亮他人,他的这种无私奉献、大爱无疆的精神,以及他对生活积极向上的态度值得每一个人学习。他在学习医学的过程中秉承严谨的态度对病症、病因、病理进行透彻的研究,并将其经验著书立说,广泛传播,从而减少了庸医误治之事的发生。他重视每个病人的生命,对每个病人都竭力救治,绝不做庸医误人性命。他敢于批判和质疑前人观点,重新修订《伤寒杂病论》,他对生活的热爱,对医学的严谨,对经典的质疑,不正是每位从医者所应该坚持的态度吗?

37

张守仁：传家行仁道，济世用良方

△生平简介

　　张守仁(1550—1598 年)，字立仁，明嘉靖万历年间以医术鸣世。张守仁精研《灵枢》《素问》与张仲景之作，勤于实践，又得民间医生秘授药方与医技，后其历 30 余年反复揣摩、临床验证，终于研制出一种粉状药剂——"末药"，此药由十八味组成，号称"十八罗汉"，有疏风散寒、理气和营、健胃宽中、渗湿利水之功，尤其适用于劳力伤寒和肠胃疾病。张守仁临证时辨证精、用药灵，往往一剂而直起沉疴，病人誉之为"张一帖"。

△医德小故事

　　歙县地处皖南山区，北倚黄山，东接杭州，境内风光旖旎，河溪纵横。唐代大诗人李白赞曰："人行明镜中，鸟度屏风里。"但生活在素有"七山一水一分田，一分道路和庄园"之称的歙县百姓，却因受土地制约不得不早早地外出谋生，这就是当地民谣中所唱的"十三四岁，往外一丢"。也正是这一"丢"，"丢"出了徽州人艰苦奋斗、开拓进取的创业精神；"丢"出了徽商数百年的功业；"丢"出了"无徽不成镇"的传奇。也正是徽州人的这种闯劲，孕育出济世天下的新安医学。

　　安徽歙县定潭"张一帖"家族被公认为历史悠久的世医家族。张家世代为医,且医技精湛、医德高尚,治疗急性热病、内科疑难杂症有奇效,往往一帖(一剂)药而起沉疴,故被世人称为"张一帖"。张守仁便是以其医德医术博得了众人的认可。为了提醒后世子孙,张守仁定下了"孝悌忠信、礼义廉耻、自强精进、厚德中和"的十六字家训,并要求后世子孙铭记于心、遵行不悖。

在皖南,至今还流传着"赶定潭"的说法,因为远近闻名的新安世医家族"张一帖"就出自这里。在歙县有两句老话,一句是"劳累伤寒赶定潭",另外一句是"死命咯,要去赶定潭咯"。为什么劳累伤寒要去赶定潭呢?因为定潭有个"张一帖","张一帖"有一种"末药","末药"对劳累伤寒有特殊的疗效,往往一帖(一剂)药就能把病治好。另外,"张一帖"对诊治一些急病、重病、难病,也有特殊的疗效,也一帖就能把病治好。久而久之,他声名远扬,周边各地逐渐形成了"赶定潭"的说法。有时候病人甚至半夜提着灯笼,举着火把到定潭去请"张一帖"治病。

据说,"末药"的来历还有一个传奇的故事。一次,张守仁进山采药,路上遇到一个乞丐昏倒在路旁。他看到后便蹲下身子为其切脉,诊断后得知乞丐并无大碍,只是因饥寒交迫而昏倒,张守仁遂将随身带的干粮慢慢喂他吃下。看着乞丐年迈且穷困无助,他顿生怜悯之心,没多想就将其背回家中,嘱咐家人好生侍候。乞丐在张家住了多日,暗中观察后发现张守仁不仅医术高明,对待病人更是仁慈宽厚,甚为感动。临别之际,乞丐将贴身而藏的一本治病秘方送给张守仁,还将乞讨用的拐杖一并赠送给了张守仁。这时,张守仁方才知道对方原来是位杏林高手,乔装成乞丐是为测试张家的医术和操守。张守仁得到这位高人所授之术后,又穷究医理,博采良方,历时多年之验证,终于研究出能一剂奏效的"末药"——"十八罗汉"。

至今,定潭"张一帖"诊所依然保留着传说为高人所赠的末药龛和仙人拐。

医者仁心可以广济天下,"张一帖"家风家训所承载的"精""诚""仁""孝""和"等以儒家文化为主导的人文精神,正是中华民族优秀文化与价值观的体现。正是在张氏家风家训的传承引导下,"张一帖"的历代传人都医德高尚,妙手仁心,赢得了众人的广泛赞誉,拔萃于医林,传为杏林佳话。"传家有道惟存厚,大医精诚济世长",张守仁的故事正是对这句话的最好诠释。"孝悌忠信、礼义廉耻、自强精进、厚德中和",这传世 400 余年的张氏家训穿越时空,仍历久弥新。"张一帖"这一传承了 400 余年的老字号,在岁月的流逝中依然保持着旺盛的生命力,闪烁着耀眼的光芒。

陈实功：引水平飞跃，立仁德标杆

△生平简介

　　陈实功（1555—1636 年），明代外科学家，江苏东海（今江苏省南通市）人，字毓仁，号若虚。陈实功自幼精研外科医学，兴趣广泛，尤爱钻研古籍，在外科手术的治疗上造诣颇高，40 余载的行医生涯使他积累了丰富的实践经验和理论知识。他晚年撰写的医学著作《外科正宗》，综述了从唐代以来历代有效的外科治疗经验，有"列症最详，论治最精"之称，对古代外科医学产生了重大影响。

△医德小故事

　　陈实功自幼体弱多病，少年时期便师从著名医学家李沦溟，开始其行医之路。他颇爱研读书籍，涉猎广泛，所阅读的书籍涵盖古代文化、哲学、理学等，对于古今先贤的著作及历代名医的理论与病案更是刻苦钻研，达到了废寝忘食的程度。对于古代的典籍和语录，他虽能出口成诵，却从不生搬硬套，而是从中总结经验，活学活用，从而融会贯通。他还将自己在行医生涯中获得的经验与古代传统的治病方法相结合，总结出了一套适用于广大群众的切实可行的理论。

　　恩师李沦溟在他幼年时，就对他抱有极高的期望。李沦溟一生一直信

103

奉着一句话："医之别表里也，治表较难于治里。何者？里之症或不及表，表之症则必根于其里也。"这不仅是他的治病原则，也是他对陈实功等徒弟的谆谆教导。这句话在陈实功心中深深地扎了根，他将这句话作为自己的座右铭和行医准则。他牢记师傅的话，在承继和发扬师傅李沧溟观点的同时，还依据病人的现实病况，采用内治或内治外治相结合的方式，这在救治一些特殊病患时，取得了非常大的成功。

在外科手术方面，陈实功同样出类拔萃。他用自己的实际行动改变了过去外科医疗水平落后的现状，带领大家深研医理，而不只是像过去那样，仅专注于提升医疗器械的精度，他还要求改进和提升医生的手术方法。当时的外科医疗水平在他"开户逐贼，使毒外出为第一"的倡导下，取得了巨大的飞跃。他主张外部手术与内服相结合，在息肉摘除与气管缝合等方面都突破了当时外科界的瓶颈。正是其新颖的思想和丰富的临床实践经验铸就了他精妙的医术，各地求医者络绎不绝。

只要是对中医药膳稍有了解的人，大都知道八珍糕。现今八珍糕的原型就是陈实功发明的传统八珍糕。八珍糕还有一个别名叫"清宫八珍糕"，最初是用于解决皇室家族的消化问题。相传，在明代，皇亲贵胄特别喜欢尝试各式美食，由于长期食用油腻的食物和甜品，因此出现了消化不良、腹胀、恶心呕吐等病症。太医们尝试了多种治疗方案，可疗效甚微，这一难题让太医们寝食难安。此时，太医陈实功想到了一个解决办法，他认为应使用补脾益胃的药进行治疗，同时，他又考虑到皇亲贵胄都比较喜欢品尝美食，于是便开出了由莲子、芡实、扁豆、茯苓、薏苡仁、党参、白术等八味药组成的食同源的糕点处方。皇亲贵胄服用这个糕点后，不适症状均消失了，饭量也有所增加，从此八珍糕便被众人所知。八珍糕的配方就记录在《外科正宗》里,陈实功称它有"轻身耐老,壮助元阳"的功效。

陈实功不仅精研医术,而且乐善好施。传说有一个冬天,陈实功遇见一个人躺在雪地里呻吟,就脱下自己身上的棉衣为其盖上,可是那人忽然不见了,只留下一根银针。后来,陈实功就用这根银针治愈了很多人的病症。故事虽然听起来有些玄虚,却足以看出陈实功修己利人的品德。

陈实功医术高超,且医德高尚。范凤翼评价他"慷慨重言诺,仁爱不矜,不张言灾祸以伤人之心,不虚高气岸以难人之请,不多言夸赞以钩人之贿,不厚求拜谢以殖己之私……好行其德于乡村,历数十年不倦不怠"。陈实功的学术思想及其临床经验对后世外科医家具有深远的影响,而他仁爱不矜、诚挚廉洁的品格值得每一位医务工作者学习和传承。

39

吴有性：为解疫病苦，开创温病学

△生平简介

吴有性(1582—1652年)，字又可，号淡斋，江苏吴县(今江苏苏州)洞庭东山人，信仰道教，明末清初温病学家。吴有性是"温疫学派"的创始人，其贡献首先在于他创立了"戾气"学说，对温病病因提出了伟大的创见，他没有因袭旧说，明确提出"温疫"的流行并非六淫致病，而是另一种更加危险的病原——戾气所致。其次，他还发现戾气是通过呼吸道侵犯人体的，即"邪从口鼻入"。对于传染病的治疗吴有性也提出了"客邪贵乎早逐"的基本原则。其后他在总结前人有关论述的基础上，结合自己的认识与经验，于1642年编著了我国医学发展史上第一部论述急性传染病的专著——《温疫论》，开我国传染病学研究之先河。

△医德小故事

明代末年，战乱四起，民不聊生，百姓苦不堪言，感染温病的人更是数不胜数。崇祯辛巳年(1641年)，我国山东、河南、河北、浙江等地区的百姓，大部分都感染了传染性疾病，这种疾病传播的速度很快，且感染此病的人存活率大多不高。而那时大部分医生多以伤寒治之或以一般的外感病治之，导致病情迁延不愈，枉死者众多。看到此种境况，吴有性痛心疾首，于是他潜心钻研,实地考察,在此基础上创造性地提出了"温疫"流行并非六淫致病,而是天地间另有一种"戾气"所致的观点,这就是著名的"戾气"致病说。在没有显微镜的时代,吴有性通过大量的考证研究,发现了一种"无象可见""无声无臭"的客观物质,这确实是一件了不起的创举。他在后来所著的《温疫论》原序中称"夫温疫之为病,非风、非寒、非暑、非湿,乃天地间别有一种异气所感",该书还对疫病的流行规律、传播途径、防治原则等进行了较为系统的研究,是我国最早研究疫病的专著。

吴有性还研制出防治疫病的良方——达原饮,此方就记载在《温疫论》中。这一古方在 2003 年"非典"时期依旧被广泛使用,在当时被认为是治疗方法中极重要的一部分。书中记载的病毒学理论领先了西方 200 余年,谁能想到,在 5 个世纪前的中国,就已经有医家提出了隔离诊断治疗法。疫情暴发时,吴有性还自制"口罩",要求医者佩戴。大疫当前,患病人数众多,看着那么多等待救治的病人痛苦地挤在一起,他担心会出现交叉传染的情况,还创新研究出一套非常先进的治疗策略,具体做法:先根据病人的病情轻重缓急进行分类,再根据病情的严重程度对病人进行分类治疗。这样,既减轻了救治压力,也避免了病情进一步扩散,加快了治疗速度。

2020 年,"新冠"疫情开始肆虐全球,无论是"非典"还是"新冠",我们都采取了严格的隔离治疗手段,而这一方法在 500 年前吴有性就已经创立并运用于温病防治了。在没有现代先进仪器辅助治疗的古代,吴有性仍然能想出如此高明的传染病防治策略,可见其研究之深入,思考之全面。

吴有性是"温疫学派"的创始人,为我国传染病学研究做出了重大的贡献,其在温病学领域的医学成就与其不顾个人安危,亲临疫区寻求疾病之因、探求治病之法是分不开的。一种解民之疾的强烈的社会责任感迫使他去探索温病的病因、病机及诊断和防治方法。在他眼里,病人的生死才是大事,只要自己所为有利于病人就应该去做,怎能因为自身的福祸而停止探求为民疗疾的步伐呢!苟利病人生死矣,岂因祸福避趋之!吴有性是那个时代真正的苍生大医!

喻嘉言：治病先识本，行医当怀仁

△生平简介

喻嘉言(1585—1670 年)，本名喻昌，字嘉言，号西昌老人，江西南昌府新建(今南昌市新建县)人，明末清初著名医学家。喻嘉言早年醉心山水，生性洒脱，成年后修习儒学，博览群书。他虽才高志远，但仕途不顺，之后郁郁不得志，便削发为僧，遁入空门。出家期间，喻嘉言苦读《黄帝内经》《伤寒杂病论》《本草纲目》等医学巨著，后蓄发下山，以行医为业。喻嘉言性格直爽刚烈，爱憎分明，对病人有着超出常人的热情和耐心，与张璐、吴谦齐名，号称"清初三大名医"。喻嘉言认为，"治病必先识病，识病然后议药""病经议明，则有是病即有是药，病千变，药亦千变"，先后编写、总结了中医历史上第一份完备的病历格式，著有《寓意草》《尚论篇》《医门法律》等书，他在中国医学史上占据极其重要的地位。

△医德小故事

喻嘉言本人性格豪爽刚烈，成为医生后的喻嘉言却平易近人，不论男女老少、富贵贫贱，凡有求于他的，他都尽力相助。据史料记载，凡他所到之处，皆以善医闻名，治病不分贫富，审证用药反复推论，医德高且医术精湛。

话说有这样一位病人，因喜欢冲冷水澡，加之爱在风口处睡觉，遂患上了疟疾。家人为他请了医生诊治，虽然当时病情被控制住了，可是后来又出现了新症状：腹部胀满日增，最后大小便都排不出来了，只得另请医生诊治。等喻嘉言赶到的时候，已经有一位医生为该病人做了诊断，并开了药方。喻嘉言在给病人诊完脉后，又仔细查看了这位医生开的药方，随即严厉地责问道："你真的看清病人到底是什么病了吗，就随便给病人用药！身为一名医者，这种行为是极其不负责的！"那位医生自觉医术不精，只得狼狈地离开了。喻嘉言见他走后，遂缓和了态度，开始耐心地向病人家属解释病情，然后仔细地写下方子。可那时的喻嘉言名不见经传，这家人并不认为他的话比之前的医生更可信，便委婉地拒绝了他，只是说等到第二天再看。喻嘉言却对那家人说道："病人今晚可能会出现大麻烦，需及时用药。"那家人仍然将信将疑，推说等半夜发病了再按他的方子喝药。喻嘉言无可奈何，但因担心病人夜里会出问题，故一直坐在病人家门口不肯离去。那家人既没有为他递水送饭，也没有为其驱赶蚊虫。此情此景，变得像是他在求着病人配合治疗一般。如果换成其他医生，可能早就一走了之了，但喻嘉言没有。果然，那天半夜病人发病了，直到喝了他开的药病情才平稳下来，第二天病人病情得到缓解，这时大家才相信他确有过人的医术。

喻嘉言认为："医，仁术也。仁人君子必笃于情，笃于情，则视人犹己，问其所苦，自无不到之处。"他行医治病凭借的不仅是高超的医术，还有"视人犹己"的同情心。他会因为一个问题没有解决而彻夜思考，也会因为病人的痛苦而感同身受，这不正体现了他行医以仁心为本、博施济众的精神么！身为医者，喻嘉言总能换位思考，同情关心病人，想病人之所想，受病人之所受，他也因此赢得世人的赞誉，成为清初三大名医之一。

傅山：心有复国志，常怀仁孝心

△生平简介

傅山(1607—1684 年)，初名鼎臣，后改名为山，原字青竹，后又称青主，山西阳曲县西村(今属山西省太原市尖草坪区向阳镇)人，明清之际道家思想家、书法家、医学家。傅山于学无所不通，经史之外，兼通先秦诸子，又长于书画医学。傅山与顾炎武、黄宗羲、王夫之、李颙、颜元一起被梁启超称为"清初六大师"，著有《傅青主女科》《傅青主男科》《霜红龛集》等传世之作，在当时有"医圣"之名。傅山医技高超，对男、女、儿、外科等十分精通，尤以善治妇科最为著名。傅山不仅具有高超的医术，还具有高尚的医德。他在乡村隐居时期，热情地为当地穷苦百姓诊治疾病，从不见有倦容。他尽心为病人诊治，从不计较诊金，还经常为穷苦百姓免费施药，深得当地百姓的爱戴。

△医德小故事

傅山学识渊博，素有"学海"之称，他在医学医术、经史子集、钟鼎文字、文学诗词、书法绘画等领域也均有研究。在中医药史上，傅山更是有着大师级的地位。他隐居深山，终日行医看诊，研究药理，闲时以文会友，不慕名利，其品格着实难能可贵。其友人曾对傅山做出"字不如诗，诗不如画，画不如医，医不如人"的评价，这个评价也从侧面展现了傅山德才兼备、医儒皆精的概貌。

傅山行医时处处为病人着想，只要有人邀请他看病，无论路途有多远，他都不会拒绝。话说有一次，一个秀才因感染风寒命不久矣，特地寻人来请他医治，傅山二话没说就赶忙前去。当时正值酷暑，天气十分炎热，傅山骑马赶了五天五夜才到达病人家中。他不仅对待病人认真负责，而且还能够设身处地为病人着想。有位老人因过度劳累而视物不清，疑是眼障，这给老人的行动带来了极大的不便。傅山听闻后，赶忙前去为老人诊病，考虑到老人的家庭情况，就开了两剂效验价廉的中药，老人服药后不到 7 天就好了。通过傅山的行医故事我们可以看到他的医者仁心，他不仅医术高明，而且医德高尚，能够处处为病人着想。

傅山还是位大孝子，他十分孝顺自己的母亲。傅山也因为孝顺母亲而发明了"头脑"这一食品。一提起"头脑"，人们总是会想到太原名吃，继而想到傅山先生，这是因为太原的"头脑"是傅山发明的，它不仅有养生价值，其文化底蕴也相当深厚。其实"头脑"作为食品，其名称并非傅山首创，据考证，大约 14 世纪末（元末明初），《水浒传》第五十一回中就有"赶碗头脑"的记载，不过当时制作的"头脑"用什么材料，做法如何，人们不得而知。

据说，傅山中年丧妻之后，一直侍奉在母侧。其母年迈体弱，长卧病榻。为使母亲康泰颐寿，傅山便研制了以肥羊肉、莲藕、山药、黄芪、良姜、煨面、黄酒、酒糟 8 种药材和食物为原料的"八珍汤"，作为老人冬季进食的早点和滋补品。经过一个冬季的精心调治，他的母亲痊愈了，且精神焕发，从此"八珍汤"之名不胫而走，人们也称其为"名医孝母剂"，纷纷登门求此食方。时值清兵入主中原，傅山立志"反清复明"，遂易"八珍汤"之名为"头脑",寓意"反清复明"需要用头脑智取。当时一位甘肃尕姓移民户在太原南仓巷开设专卖羊杂割的饭馆,生意惨淡,傅山见此情形后便怀着济世扶贫之心将"头脑"的配制方法传授给他,并且还亲笔为这家饭馆书写牌匾,取名"清和元"。每逢遇到体虚需要滋补的病人,傅山便让他们吃"清和元"的"头脑",经傅山广泛宣传,加之"头脑"本身显著的养生疗效,300年前的太原"清和元"饭馆热闹非凡、门庭若市。傅山发明"头脑"的故事只是百姓口传,并未见于书籍记载,但从"头脑"的配方看,它是一剂滋补良方,其中有严谨的药物配伍原理和特定的剂量,这一点可佐证其由傅山所发明。

傅山所处的时代正是明清改朝换代之际,世人皆追名逐利陷入世俗的漩涡之中,傅山却不入俗流,他心无旁骛地治学行医,济世救人,甘守清贫。古人云:"上医治国,其次医疾;不为良相,则为良医。"傅山怀有济世之才,虽未能发挥治国才能,但终成一代精诚大医。

42

叶桂：谦逊求学士，踏雪扫叶山

△生平简介

叶桂（1666—1745年），字天士，号香岩，别号南阳先生，江苏吴县人，清代著名医学家，中医史上温病学的奠基人之一，四大温病学家之一。叶桂祖籍安徽歙县，其高祖叶封山从安徽歙县蓝田村迁居苏州，居上津桥畔，故叶桂晚年又号上津老人。叶桂12岁时即随父亲学医，父亲去世后，其家贫难为生计，他便开始行医应诊，同时拜父亲的门人朱某为师，继续学习医术。他聪颖过人，闻言即解、一点就通，加之他平日里勤奋好学、虚心求教，其见解往往超过教他的朱先生。叶桂从小熟读《黄帝内经》《难经》等古籍，对历代名家之书也旁搜博采，擅长治疗时疫和痧痘等证，是中国最早发现猩红热的人。其著作有《温热论》《湿热论》。

△医德小故事

叶桂从小就喜欢医学，而且为人十分谦逊。他信守"三人行必有我师"的古训，只要听说有比自己医术高明的人，他都会不远千里前往求教，从不矫作遮掩。从前，有一位病人命在旦夕，叶桂认为他已经无法挽救了，没想到一年后，他再一次遇到了这个人。后来才知道原来是一位老和尚把他的病治好了，叶桂听后感到疑惑不解。第二天，他便赶到宝山寺向这位和尚求学。在当学徒期间他隐姓埋名，挑水担柴样样都干，劳动之余就精研学问。过了几年，老和尚对他说："你已经学到了我所有的本事，可以下山了，以你现在的医术完全可以独立行医，你的水平甚至已经超过了江南名医叶桂。"他听了这番话后，连忙伏地叩首告诉老和尚自己就是叶桂，老和尚闻之感动不已。实际上，从12岁到18岁，他先后拜过师的名医就有17人，其中包括周扬俊、王子接等著名医家，无怪后人称其"师门深广"。他谦恭诚恳的求学态度也成了后世习医者学习效仿的典范。

叶桂与薛雪都是温病大家，但他们在某些观点上存在分歧，常常出现争执，两人也因此而相互排斥。最鲜明的例子就是，叶桂将自己的书斋命名为"踏雪斋"，薛雪则把自己的书房题名为"扫叶山房"。不过治疗叶桂母亲之疾成为两人误会解除的契机。话说，某天叶桂的母亲病了，出现高热大汗、面赤口渴、脉象洪大等症状，叶桂当即给母亲看诊并开了药方。可母亲服药后总不见好转，他知道想要治愈母亲就必须得用白虎汤，但是母亲年事已高恐怕受不了这种攻下的药剂。薛雪知道这件事情之后，便笑道："老太太得的是这个病，本就该用白虎汤，药下对了当然不会伤人，这有什么可犹豫的呢？"叶桂听到这些话后恍然大悟，便改用此方为母亲治疗，果然其母很快就病愈了。事后，他亲自登门拜访薛雪，拱手作揖，诚心请教。薛雪也十分感动，两人冰释前嫌，从此成了至交密友，此事也成为医学史上的一段趣谈。虚心使人进步，骄傲使人落后。如果不是薛雪的点拨，也许叶桂的母亲就真的因病逝去了。有时候，学者间的互相理解和沟通会更有助于其在学术上取得进步。

对于医者而言，医术就是基石，既是立身之本，也是对病人负责的最大支柱。行医路途上仅靠医者个人的摸索是远远不够的，自己的刻苦钻研很

115

重要,他人的帮助也同样重要。古今历代有名的医者在学医时无不是站在前人的肩膀上精研医术,或是寻师问方借助他人的智慧。基础扎实与否决定了医者日后行医之路的稳固程度,而医者若想在医术上更上一层楼,那么与他人交流学术思想就是最好的阶梯。叶桂谦逊好学,虚心求教,在向他人学习的过程中其医术也得到了不断提升。这实际上也是一种修行,它修炼了医者的心性,使其走向更高的境界。

43

程国彭：不泥古法论，融贯通新途

△生平简介

程国彭(1680—1733 年)，字钟龄，号恒阳子及天都普明子，清代康熙雍正年间人氏，新安歙县城邑人。程国彭少时体弱多病，每发缠绵难愈，于是他涉医成趣，立志潜心研读《黄帝内经》《难经》及金元医学四大家之著作。他常常彻夜不寐博览群书，学先贤而不泥，融会贯通各家学说，并深悟其中奥旨。程国彭是最早归纳治病八法的先贤，他在著作《医学心悟》一书中提出了这一观点："论治病之方，则又以'汗、和、下、消、吐、清、温、补'八法尽之。盖一法之中，八法备焉。八法之中，百法备焉。病变虽多，而法归于一。"程国彭"医门八法"的立论为后世众多医家广泛采用，不仅促进了中医基础理论及诊断学的发展，也为中医诊断学自成体系做出了极大的贡献。

△医德小故事

程国彭行医以济世救人为己任，因对病人乐善好施而备受尊重。康熙年间，因"三藩之乱"，程国彭的家乡徽州府歙县深受战乱之苦，战后又匪患不绝，百姓流离失所，苦不堪言，常常有病不得医。程国彭作为一代名医医术高超，故向其求医问诊者非常之多，收入也甚为可观。但他行医所得大多用来制备膏散，接济乡里有病不得医的贫苦病人，本人及家人依然过着简朴的日子。由于生活穷苦,很多百姓外感风寒后,要么因无钱治疗而拖延救治,要么虽经治疗却不彻底,时间一长咳嗽的病人便日益增多。程国彭见此情形心痛不忍,便废寝忘食,苦心琢磨,最终创制出治疗外感风寒的止嗽散。该方经反复临床验证有效后,他立即自掏腰包将其制成散剂免费赠送给病人使用,有时甚至令门人主动到行人众多之处免费诊疗送药。作为医者,程国彭不愿自己"幼年有病不得医"的苦痛在他人身上重现,止嗽散正是他"医者父母心"的生动体现。

据说,程国彭家的祖坟在一个山坡上,旁边是地方一豪绅家的坟墓,其坟墓四周种了高大的松柏,由于松柏生长过于茂盛,树叶横枝遮掩住了程家的祖坟。于是程国彭便找到豪绅家人说明情况,并希望其可以修剪松柏枝干好让自家祖坟露出来,但这个请求遭到了拒绝。后来,程国彭为了表示对祖先的尊敬便自己去修剪松柏的枝干,豪绅知道后便派十几个家丁前来阻挠。程国彭在乡间行医时深为乡民着想,乡亲们也十分清楚他的品性为人,在了解事情的起因经过后纷纷前来帮助程家,在一番纠缠撕扯下豪绅家的一名家丁不幸身亡,程国彭为了不连累乡亲便离开年迈的母亲自己主动认罪。

牢狱期间,巡抚的母亲病得很严重,请了很多大夫均治疗无果。臬司是牢狱的教头,虽然他知道程国彭医术高超,但无奈他是罪犯。程国彭知道这件事后救人心切,也知道自己有罪在身,若是未能医好病人可能就会丢掉性命,但他无法坐视不理,坚定地说:"我没有什么别的企图,只希望能尽自己所能,治病救人。"臬司听了他的话,便建议巡抚和程国彭"义结金兰",那便可以有一个上得了台面的理由让他去救巡抚的母亲。程国彭为巡抚母亲看诊后,根据自己的行医经验开了药方,很快巡抚母亲的病就有了好转。巡抚母亲病愈后很是高兴,便奖赏了臬司,事后又知是程国彭救了她的命,心中十分感激。

程国彭之所以能取得显著成就,首先在于他对医学的热爱,其次便是他认识到医生所肩负的使命与责任。他在学术上对自己要求十分严格,不满足于一般的理解,而要求达至大悟,他的医著也正是因此而得名,这和一般寻章摘句、抄袭敷衍的作品是有本质区别的。同时,身为医者,无论在什么环境,他都没忘记自己的本职是治病救人,就算自己有罪在身,他也坚定地站出来为病人医治。他将"济世救人"的拳拳之心融入自己的医疗实践中,并能始终恪守医者的道德准则,是值得后世医者铭记于心的又一个标杆!

44

吴谦：实践中成长，理论处用心

△生平简介

吴谦（1689—1748 年），字六吉，安徽歙县人，十大新安医家之一，与张璐、喻昌并称为"清初三大名医"。吴谦熟读古今医籍，师从多位医家。他谦虚好学，博学多才，擅于总结临床经验。乾隆年间吴谦为太医院院判，因医术精湛，医德高尚，受到朝廷上下的广泛赞誉。他常侍奉乾隆皇帝左右，乾隆皇帝经常嘉奖他，曾对身边的大臣们说："吴谦品学兼优，非同凡医，尔等皆当亲敬之。"后来，他被乾隆皇帝任命为总修官，为《御纂医宗金鉴》的成书做出了重要贡献。

△医德小故事

吴谦博学多才，临床经验丰富，德艺双馨。他谦虚好学，常拜医术胜于他的医者为师。吴谦早年行医时曾遇到一位骨折的病人，由于当时技艺尚浅，很长时间也没能治愈该病人，因此深感愧疚。后来他听说一位民间医生治愈了该病人，便四处打听这位民间医生的住址，想要拜师学艺。他不顾路途遥远，翻山越岭前去拜访请教，学习治病的技艺。在古代，私人的医疗技艺一般不外传，故吴谦第一次拜访便被拒绝了，但他并没有放弃，仍多次登门拜访请教，表明自己的心意。终于，吴谦的诚恳和执着打动了这位民间医生,他将正骨手法和药方传给了吴谦。此后,吴谦在治疗骨折病人时便有了显著的疗效。

后来吴谦又遇到了身患各种疾病的病人,他认为医学是一个整体,医生应尽可能地掌握各科医学知识和技艺,因此自己的医学理论与技艺还有待提高。他先后又拜访了十余位民间医生,博采各家之长,扩充了其医学知识,提升了其医疗技艺。吴谦学成后经常为百姓义诊,其医术赢得了百姓的赞誉,同时他也积累了大量的临床经验,这为其进入太医院做了铺垫,也为他后来参与编纂《御纂医宗金鉴》奠定了基础。

清初社会经济繁荣发展,医学发展也达到鼎盛之势,同时各医家流派学说风起,鱼龙混杂,因此亟须一本医书以正医学。1739年,吴谦等人上奏朝廷,认为医经典籍及历代各家医书存在"词奥难明、传写错误,或博而不精,或杂而不一"等问题,应予以"改正注释,分别诸家是非"。乾隆皇帝听后允准,当即任命吴谦、刘裕铎担任总修官,并选派有真知灼见、精通医学、兼通文理的学者供吴谦调派。

在编纂的过程中,吴谦不辞劳苦地翻阅大量医籍。他不仅博览了宫内所有医书,还广收民间的新旧医籍文献、家藏秘籍和世传良方。吴谦推崇仲景学说,在编纂《伤寒杂病论》和《金匮要略》时,翻阅研究了清乾隆以前的20余位医家的著述,并对这两部经典逐条编订并加以注释。吴谦与众学者"分门聚类,删其驳杂,采其精华,发其余蕴,补其未备",经过3年的不懈努力,最终在乾隆七年(1742年)编纂成书。乾隆皇帝龙颜大悦,赐名为《御纂医宗金鉴》并赐编纂者每人一部书、一具小型针灸铜人以作奖励。《医宗金鉴》作为一部综合性医书,成书后被清太医院列为必修教材,流传到民间后亦深受民间医家的喜爱。吴谦在编纂《御纂医宗金鉴》的过程中发挥了重要作用,他对清以前的医籍进行了总结,既便于初学者学习,也为后世医者提供了优秀的医学书籍。

吴谦虚心好学,常常向他人求教,他本着"三人行必有我师"的学习态度,不断学习提升自己的医术。对待学术问题更是严谨认真,善于提出质疑,反思自身的不足并予以改正,这种求真务实的品质着实难能可贵。他带给我们的远不止《御纂医宗金鉴》中的医学知识,他的求学精神、治学态度、医德品行更值得我们传承和弘扬。

徐大椿：三更灯未灭，医道尤专精

△生平简介

徐大椿（1693—1771 年），原名大业，字灵胎，号洄溪，江苏吴江人。徐大椿性通敏，喜豪辩，对《周易》《道德经》《阴符经》及天文、地理、音律、技击等无不通晓，尤精于医。其初以诸生贡太学，后弃去，往来吴淞、震泽，专以医活人。他淡泊名利，不屑八股文，对医学和经学充满兴趣。徐大椿著书颇多，有医学著作《兰台轨范》《医学源流论》《论伤寒类方》等。他创作了歌曲《洄溪道情》30 余首，其《中国诗史》颇有愤世之辞。袁枚曾这样评价他："凡星经、地志、九宫、音律，以至舞刀夺槊、勾卒、嬴越之法，靡不宣究，而尤长於医。"

△医德小故事

徐大椿出身于吴江望族，其祖父曾纂修过《明史》。他自幼天资聪颖，博闻强识，尤长于医道，给病人一号脉就能洞察其所患病症，下药神鬼莫测，往往有奇效，救活病者无数。

徐大椿心怀天下苍生，以济世救人为己任。清乾隆初年（1736 年）苏州突发疫病，来势汹汹，扩散速度极快，城乡百姓大批病倒。官府虽组织许多医生施药救治，却收效甚微。居住在越来溪画眉泉畔的徐大椿看到此种情况心中十分焦急。他七天七夜未合眼,凭借长期积累的经验针对这场疫病研制出一种特效药丸。当时徐大椿尚未出名,担心官府势利看不起他,不肯大力推介他的药丸,那样的话岂不耽误了疫病救治?

徐大椿苦苦思索,终于想出了一个办法。他带着自制药丸登上了当地城隍山进了道院。他平时信道,自号"洄溪道人",城隍山道院是他常至之地,这次他干脆住了下来,一住就是三四天。到了农历十月十八日城隍山庙会这一天,四乡信徒涌入道院进香,徐大椿当众宣布:"天快亮时,我做了一个梦,梦见纯阳仙师,他告诉我他今日云游到此见百姓遭受疫病之灾,十分不忍,欲借我之手救治病人。纯阳仙师言罢,把葫芦里的药丸倒在了我的床头,并告诉我药方。我顿时惊醒,一看床头果然有一堆药丸。乡亲有哪个想要,我免费赠送。"信徒一听是八仙之一吕纯阳的仙药,便纷纷伸手讨要,徐大椿带上山来的几百颗药丸一转眼就散完了。

讨到"仙药"的乡民回到家中,立即让病人服下药丸,果然药到病除。徐大椿的名声一下子传开了,官府得知后不敢怠慢,立即将徐大椿请去,并按照他的方子命大小药铺连夜赶制药丸。徐大椿自此被视为"神医",名气也越来越大,大到乾隆皇帝也慕名前来请他入宫为太后治病。徐大椿很快将太后的病治好了,乾隆皇帝大悦,赞道:"博学多才绍炎黄,良师大儒入朝纲。"乾隆胞弟果亲王觉得这还不够,便亲笔题写"上池琼液"匾额一块赠予徐大椿。这块匾额也更加肯定了徐大椿因吕纯阳授丹得道的说法。

"不读死书,能学以致用",这是徐大椿拥有精湛医术的秘诀。在学医的几十年里,他把书本知识与临床实践相结合,真正做到了学以致用。据说,有一位拳师跟人比赛拳技,结果被人一拳正中胸口。他被送到徐大椿医馆时,已经没有了呼吸,牙关也紧闭着,大家都以为他死了。徐大椿仔细询问了过程，思索片刻后，叫人把拳师翻了个身，举起拳头对着他的屁股猛击了三下，拳师吐了好几口黑血后慢慢地醒了过来。围观的群众惊呆了，随即对着他高喊"徐神医"，徐大椿笑着摆了摆手道："这都是《黄帝内经》中提过的病症，我只是帮他顺了顺气而已。"

徐大椿博闻强识，善于变通，不拘泥于书本知识，善于在临床实践中总结经验，这也成就了他的精湛医术。他不仅有高超的医术，更有令世人称赞的医德品行，在为病人治病时心甘情愿地把自己的名誉和利益放下，始终将病人的身体健康放在第一位，从而赢得了天下人的赞誉。

46

赵学敏：著《串雅》医书，为铃医正名

△生平简介

赵学敏（约 1719—1805 年），字恕轩，号依吉，钱塘（今浙江杭州）人，清代著名医学家、本草学家。赵学敏受其父影响早年习儒，博览群书，尤爱好医学，喜读本草，并著有《本草纲目拾遗》和《串雅》两部著作存世。《本草纲目拾遗》在《本草纲目》的基础上增录了 716 种药物。《串雅》为我国医学史上第一部有关民间走方医的专著，此书揭开了走方医的千古之秘。可惜的是，赵学敏的诸多著作并没有流传下来，如他的第一套丛书《利济十二种》，其内容包括药书、本草、养生、眼科、炼丹及民间走方医疗法等，还有令赵学敏甚为得意的根据自身体会著成的《囊露集》，亦佚失于历史的长河之中。

△医德小故事

赵学敏出身于封建官僚家庭，是家中的长子，自幼父亲让其学习儒学，让弟弟赵学楷学习医术，以此达到济世利人的目的。可是赵学敏更喜欢医学，于是便与弟弟一起专攻医道。赵学敏和弟弟从小生活在"养素园"中，芳香的本草，静谧的环境及良好的教育让赵学敏十分受益。闲暇时他与弟弟就以默写"针灸铜人图"为游戏，此间他还阅读了大量书籍，天文、历法、术数、方技、医药、卜算之类均有涉猎。

赵学敏对待学术研究有着执着的钻研精神。有一次,他在阅读书籍时发现"三白草"在古书上有不同的记载,有的说白叶有三瓣,有的说叶白、花穗白、根须亦白,究竟哪一种说法正确呢?执着的赵学敏随即到余姚进行实地调查。他渡过曹娥江,实地观察"三白草",发现"三白草"与古书上的记载不同,其叶数不止三叶,也并非所有叶子都能变白,仅顶上数叶会变色,最后叶尖通白,所以"三白草"是一叶有三白,而不是白叶有三。他没有固守前人的说法,而是通过自己实地观察得出结论,这种求真务实的钻研精神着实令人钦佩。

赵学敏无意功名,却对医学兴趣浓厚。其族人赵柏云为走方医,赵学敏在与其交谈过程中发现他有很多真知灼见,便将有用的内容全部记录下来,经过精心整理后编成了《串雅》一书。"串雅"的意思就是让摇串铃的铃医进入大雅之堂,这是我国第一部总结铃医经验的著作,在此之前没有多少人为铃医多费笔墨,大多数人认为他们的医术只是江湖上的旁门左道难登大雅之堂,即便治好病也是偶然,不值得著成书籍传之后世。而《串雅》一书为古代基层医生正了名,作为历史上第一部有关民间走方医的专著,它揭开了走方医的千古之秘,让基层医生的很多"绝技"得以为后人熟知,为后世研究走方医提供了第一手资料,也为中医药学提供了许多新的治疗方法。

赵学敏于乾隆三十年(1765年)著成了《本草纲目拾遗》,全书按水、火、土、金、石、草、木、藤、花、果、谷、蔬、器用、禽、兽、鳞、介、虫分类,辑录《本草纲目》中未收载的药物共716种,丰富了中药学的内容。而且他还对《本草纲目》中的错误和疏漏之处进行了修正和增录。赵学敏认为,随着时代的变化和发展,药物也有发展,他对医学的严谨态度和与时俱进的精神值得我们学习。不盲目地相信前人所著之经典，不自卑怀疑自身学习成果，"站在巨人肩膀上"的赵学敏也成了我们眼中的巨人。

赵学敏年少聪明，勤求古训，博览群书，崇尚医学，良好的家庭环境给他的学习创造了优越的先天条件。"养素园"是其从理论到实践的一个重要跨越，修正和增录李时珍的《本草纲目》体现出他的独到见解，收集民间大量秘方装订成书透露出他对完善中医药学的执着追求，经他系统整理的记录民间防病、治病经验的《串雅》一书，成为后世医药卫生事业发展的重要资料来源，在医学史上具有里程碑的意义。

47

陈修园：拾典正风气，救人传心得

△生平简介

陈修园（1753—1823年），名念祖，字修园，又字良有，号慎修，长乐（今福建省福州市长乐区）人，清代著名医学家。陈修园不拘于时代的囚笼，敢于冲破思想的桎梏，苦读先辈留下的古书经典，于《黄帝内经》《难经》《神农本草经》《伤寒杂病论》《金匮要略》等经典著作中与医学大师深入交谈，笔墨书香中留下的是国学经典的深深印记，行医处事体现的是杏林之人的高尚品德。陈修园从中举之初以大剂救群医无策的中风之症，到用浅显韵语编成《时方歌括》，再到后来的钻研古典医籍从事中医的普及工作，他将中医知识通俗化，为后学开启了登堂入室之门。晚年的陈修园告老还乡，于草堂讲学，将毕生读书行医体会传于后人。

△医德小故事

乾隆五十七年（1792年）陈修园中举，但北上会试失利，便暂住在京师。正逢光禄寺卿伊朝栋患中风，手足瘫痪，昏迷不醒，汤水不入，京城名医束手无策。陈修园诊断后，当即开出大剂药给病人灌服，服下药剂后病人不但醒过来了，而且逐渐痊愈。此事当时轰动整个京城，使得陈修园声名大噪，寻其看病的人盈门塞巷，络绎不绝。

有位大官听闻后,强令陈修园做他的私人医生,陈修园不愿意拘泥于庭院之中,他向往悬壶济世解救更多的人,于是便以有病为借口推辞了,于乾隆癸丑年(1793年)秋回到家乡福建。

嘉庆六年(1801年),陈修园再次会试不第,之后他参加了清廷的"大挑",成绩甲等,被任命为直隶威县(今河北威县)知县。由于当时直隶各地农村妇女患阴挺(子宫脱垂)的人很多,病人痛苦不堪的情形令当时的按察史忧心不已。恰闻陈修园来此任职,付廉(按察史)久闻陈修园大名,对他尤其敬仰,曾多次向他请教治疗此病的方法。陈修园给他讲了这种病的病因、病理,并提出了一些治疗的方法。按他的方法治疗,效果果然很好。盛夏疫病流行,医者仁心,陈修园为解救疫病中的众人,用浅显韵语集医学精华于《时方歌括》一书中,按法施治,倾囊相授,解救了众多百姓。

陈修园在任为官之余,仍撰写医书,为人治病,这样的状况持续很多年,直到嘉庆二十四年(1819年),陈修园才告老还乡。之后他便在福建嵩山井上草堂讲学,不仅将毕生研究的医学经典体会分享给大家,还将中医知识通俗化。先后著有《伤寒论浅注》《金匮要略浅注》《伤寒医诀串解》,以帮助学者尽快领会经典的内涵,史书称其"多有发明,世称善本"。《长沙方歌括》、《伤寒真方歌括》与《金匮方歌括》也是陈修园为了后世易于记忆、习诵而对《伤寒杂病论》《金匮要略》进行的特色注解。从治一个人到传以学问为治一群人,再到后来的注书撰写为后辈留下了宝贵的精神财富和医学文化,这应该就是"以正群言之失,亦以见古人立法之纯"了吧!他将自己人生中最后的生命投入到为后人健康服务中,其诚可感,精神可嘉,这才是名医之楷模。

纵观古今中医界,大凡有所建树者,无一不是德艺双馨的医家。作为草堂讲学的医学大师,陈修园更是在用自己的毕生精力诠释着"医乃仁术"的含义,用毕生的心血捍卫医道尊严。从苦读通研医学经典到于实际中用所学悬壶济世,再到草堂讲学聊心得,这一切无不彰显"杏林国手"的风范。草堂讲学更是开创了一代新风,它促进了中医学的学术讨论、思想交流和文化传播。

48

吴瑭：叹庸医误诊，著《温病条辨》

△生平简介

吴瑭(1758—1836 年)，字配珩，号鞠通，楚州(今江苏淮安区)人，清代著名的温病学家。吴瑭从小攻读儒学，直到 19 岁其父亲去世，决定弃儒从医。1783 年，吴瑭离开家乡到京师谋生，找到了一份校对《四库全书》的工作，这份工作不仅解决了他一家的生活问题，同时也能够博览群书，尤其是医学著作。在阅读的间隙，吴瑭总结了伤寒与温病的治疗理论。他十分推崇叶天士，但又认为叶氏的理论不够全面，于是他在叶氏理论的基础上，结合自己多年的临床经验撰写了《温病条辨》五卷，创立了"三焦辨证"学说。"三焦辨证"学说的提出是继叶天士发展张仲景的六经辨证、创立卫气营血辨证方法之后，在中医理论和辨证方法上的又一创举，奠定了温病学说的基础。

△医德小故事

吴瑭出身于贫寒的书香之家，他的父亲是一个秀才，曾在当地做教书先生。吴瑭受其父亲的影响，从小就攻读儒学，希望能考取功名，走上仕途。然而天有不测风云，19 岁时，他的父亲身患重病，家人四处求医问药最终还是去世了。吴瑭深受打击，在守孝期间他开始阅读医书。当他读到张仲景《伤寒杂病论》序言"外逐荣势,内忘身命"之论后,深受感动,便毅然决然地弃儒从医。

乾隆癸丑年(1793年),京师暴发疫病,民不聊生。然而更让百姓痛苦的是庸医的误诊误治,每天都会有病人因为治疗不当离世,因误诊丢失性命的病人不计其数。吴瑭身边的好友都纷纷劝说他,希望他能够尽力帮助那些身患疫病的人。吴瑭一直十分鄙弃那些以医术为手段妄抬身价、重索谢资、既骄且吝的"俗医",斥之为"可耻之极"。尤其是当他看到那么多病人因为治疗不当死去,他内心十分不忍,不愿再袖手旁观,不管上门求治的病人有多么严重,吴瑭都不愿意放弃最后一丝希望。尽管求治者大多已是重症,但经过吴瑭的一番治疗,幸存者达十余人。这次疫病不仅使吴瑭积累了关于治疗温病的临床经验,也使他更加认识到庸医误治的危害,并发出"生民何辜,不死于病而死于医,是有医不若无医也,学医不精,不若不学医也"的感慨。

这次疫病让他感受到所用治温之法的效果显著,由此萌发了著治温之书的想法,这样下次疫病暴发之后就能减轻疫病对百姓的伤害。但是由于缺乏自信和一定的临床经验,吴瑭迟迟没有落笔。直到公元1798年,吴瑭的同乡好友汪瑟庵先生预测来年可能会有疫病发生,开始催促吴瑭写成治温之书。在这种情况下,积累了一定经验的吴瑭才开始写书。果然,在来年的疫病防治中,吴瑭所创的霹雳散大获奇效。经历6年孜孜不倦的努力,吴瑭终于写成了《温病条辨》,书成之后广为流传。

吴瑭是一位博学卓识、医术高明、敢于创立新说的医家,也是一位具有高尚医德的医家。他学识渊博,可以"论甚豪,上下古今,了如指掌";他着手成春,所医者皆有奇效,沉疴怪症无不应手而愈;他敢于创新,所著《温病条辨》至今仍是中医学治疗疫病的权威论著。吴瑭为人心正口直,性刚气傲,但能"虽遇危疾,不避嫌怨",总以治病救人为怀。吴瑭先生的学识、医术和品性都值得被后世医者奉为杏林楷模!

王清任：亲身赴刑场，为改医林错

△生平简介

王清任（1768—1831 年），字勋臣，直隶玉田（今属河北）人，清代著名的医学家。王清任因不满官场黑暗，遂弃官从医，先于本乡开设"中正堂"药铺，后于京城开设"知一堂"医馆。王清任以"本源一错，万虑皆失"的严谨求实的医学态度和朴素的科学精神，探究人体脏腑结构，以其 40 余年的临床实践经验写成《医林改错》一书。该书付梓后获得了高度赞誉，被译成多种文字并再版，王清任本人也被称为"近代解剖学家"，梁启超高度赞扬他"诚中国医界极大胆之革命者"。

△医德小故事

"精益求精"是医学的精髓和不断发展的动力，这就要求医生既要刻苦钻研，不断提升自己的医术，还要有敢于挑战权威的革新精神。王清任在研读历代医家著作时，发现有些备受世人推崇的医书上，对于疾病的治疗不求甚解，甚至自相矛盾，尤其是对于人体解剖的概述更是与实际相差甚远。王清任认为，错误的人体脏腑解剖结构阻碍了病人恢复健康和医学发展，为了纠正医学典籍中关于人体结构的错误记载，他进行了长达 42 年的解剖观察和研究。据史料记载，有一年河北一带发生了骇人听闻的疫病，很多幼童沾染疫病而死，被葬在义冢。义冢之处恶臭难闻，但是为了探究人体结构，王清任掩着口鼻，一连数日深入义冢察验尸体，幸而终有所获。

王清任凭借出色的观察力及自己从医时积累的经验，画出了中医史上最新的脏腑全图。他凭借一己之力，将明清时期缺乏系统性、科学性的解剖知识的空缺填补了起来。在对脏腑结构有了细致的了解之后，他不禁讶然，古书中竟连脏器的种类也记载不齐全。王清任言："治病不明脏腑，何异于盲子夜行？"于是，他开始着手绘制脏腑图。在绘制过程中，他又发现膈膜的位置不甚清楚。秉持"活人之心"的王清任不愿放弃对真理的追求，在余生几十年里，多次奔赴刑场探查人体膈膜的结构，用尽各种方法，最终在一个作战经验丰富、见惯马革裹尸的将军那里弄清了完整的横膈膜的情况。为了完善人体解剖结构资料，使病人得到更科学的治疗，也为后世医者提供参考，王清任耗尽几十年心血，最终在他离世前一年著成了《医林改错》。在王清任看来，身为医者只要是撰写医书，所写的内容一定是经过反复实践证明了的，不可有丝毫疑误。因此，他为自己的著作准备了 42 年，这 42 个春秋里，他一直坚持学习和研究人体解剖学，从未间断。

王清任的医德不仅体现在其拥有"活人之心"，还体现在他对不解之处有探究、质疑的精神。他的医德思想贯穿于他的著作《医林改错》中，实乃德才兼备的医家典范。他与侄子的对话也能充分地体现这一点。一天，阅读医书的侄子向王清任问道："寒邪在表，可见头痛、发热、恶寒、无汗是理所当然的。那么在刚得伤寒时，为什么会出现作呕之症呢？张仲景、王叔和等十余位医学大家都没有说出原因，侄儿我实在不明白。"王清任赞许道："你是个动脑筋的医者，将来不至于不明就里就去给病人治病，这也说明你是个看重生命的人。"然后他巧妙地列举了生活中的例子，解答了他的疑问。

　　王清任的治学态度十分严谨，他反对因循守旧，勇于实践革新，终成一代名医。他所著的《医林改错》一书极大地丰富了中国医学图书的宝库，对我国解剖学的发展具有里程碑的意义。

50

唐介庵：大黄能治病，赠银为治心

△生平简介

唐介庵是清代乾嘉年间人（具体生卒年不详）。他胸怀仁慈，性情仁厚，是一个淡泊名利而又有无私奉献精神的医学泰斗。据古典名著《友渔斋医话》记载："清代乾嘉年间，浙江嘉善县的名医唐介庵，因善用大黄，被大家誉为'大黄先生'"，"凡士大夫与穷巷僻乡，遇有热结不解者，必延唐大黄焉，于是乎先生之字，竟为大黄之名掩矣"。

△医德小故事

唐介庵品德高尚且胸怀宽广，为平民百姓治病时，只需要病人登门一次，下次他便会亲自前去为其治病。他十分勤俭节约，行医路途较近时，他为了节省路费，便走路前往，并且治病开药方所需的笔墨纸砚等也全部自己携带，不向病人家庭寻求一针一线。对于十分贫困的病人，唐介庵有时还会包揽治疗费用。

话说，唐介庵行医年间，曾遇到过一位病人，这位病人是个手艺人，积攒数年才得白银十两，于是常年藏在枕头下面。有天早上醒来，他发现白银消失不见了，此手艺人难顶打击，一病不起，成日躺在床上，寝食难安。于是家人向当时名气颇高的医生唐介庵寻医问药，当时的唐介庵并未了解这背后的隐情,只是按方用药,可是治疗数天后病人的病情却不见好转。唐介庵见此情景颇为好奇,在从左邻右舍的口中了解其病因后,便自己携带白银十两藏在衣袖里面,在为病人诊治时,趁其不注意将白银放回枕头下面。第二天清晨,病人醒来意外发现枕头下有白银十两,喜出望外,疾病瞬间好转不少。

唐介庵治病救人以仁爱为本,能吃苦耐劳,乐善好施,的确是医德高尚之典范。医德医风作为一种职业道德,不仅关系着病人的疾病与痛苦,也是医务人员的行为准则与规范。在面对病人的时候,唐介庵不是死板地用药治疗,而是去了解病人发病的根本缘由,愿意自己花心思从源头解决问题。他在救助贫困病人时,不吝惜钱财和医药,将治病救人的道德信念化为实践行动,值得后世敬仰。

51

张骧云：治病无贫贵，医术宜求精

△生平简介

张骧云(1855—1925 年)，名世镰，一字景和，别号隐庵、冰壶，出身于上海中医名门张氏世家。张氏世家迄今已有数百年的行医传统，以擅治伤寒闻名，且擅长通过脉象、神志、舌苔、斑疹及寒热高低辨证施治、用药配伍。张骧云继承了历代医家的理论和治法，并加以融会贯通。他治外感邪气时注重祛邪，治内伤杂病时注重扶正，疗效显著。但是他在 40 岁时患了一场重病，九死一生，康复后两耳听力大幅减退，甚至到了几近失聪的程度，为人治病时全赖"喇叭筒"助听应诊。张骧云常以"医以救人，非以营业""医无贫贵，唯以实心求之"为信念，对待病人一视同仁，常免费为贫困的病人施诊给药，人们亲切地称其为"张聋彭"。

△医德小故事

张骧云治病救人尤重"生命面前，人人平等"，无论病人是衣衫褴褛，家徒四壁，或是衣着华丽，都要挂号候诊，无一例外。张骧云认为，如果权贵以钱势抢先看上了病，那么必定会损害穷人的利益，这对穷人来说是不公平的。"富者得而贫者失，我不为也。"张骧云这样说道。张骧云医术高超，生逢于乱世却不失医者初心,在大上海的名利场中,他不为钱财和名望"摧眉折腰事权贵"。对于仗势欺人的权贵,即使他们愿意给四五倍的挂诊费,张骧云也断然拒绝为其诊治。不过,张骧云耿直、不惧恶势力的性子也得罪了许多想拿钱财收买他的有权有势之人。

张骧云在对待仗势欺人者时铁面无私,对待病人却是和蔼可亲、体贴细致。张骧云的医术医德与品性在沪上一带家喻户晓。相较于一般沪上名医的1.2元挂诊费,张骧云的挂诊费只需要几毛钱,他这样做是为了让更多无权无势的穷苦百姓能够看上病。对于家境甚为贫寒者,张骧云不仅为其免费看病施药,有时还会慷慨解囊给病人些许钱财,让病人能够在乱世中生存下去。在外敌入侵的民国,张骧云这位沪上名医也有自己的坚持。他的一片爱国之心藏在他俭朴的生活中,例如他坚持穿土布,不穿洋布,他一直坚持"人人平等"的信念,无法接受贫穷黝黑的、流着汗水的黄包车车夫在前方费劲地蹬着车,自己却只是坐在后座无动于衷。

据说,民国六年(1917年),张骧云在一次坐轿出诊的归途中,见一小贩手里拿着死了的啄木鸟在叫卖,面前还放着一篮已死的禽鸟。张骧云随即告诉他啄木鸟是树林中的医生,斥责小贩不该杀害益鸟,并劝他不要再做这种生意。周围围观的群众有不少人认识张骧云,大家都很尊崇他,便异口同声地说:"张先生讲得对,我们今后不会再买益鸟来吃。"那小贩随后羞愧而退。回家后张骧云将此事告诉儿孙,并教育他们医家治病也要有啄木鸟精神,应该做到明察秋毫、锲而不舍、入木三寸。他把成语中的"三分"改成了"三寸",以表达其深入研究医学的决心。

"大医精诚"是为医者一生追求的最高荣誉,张骧云先生用他的一生很好地诠释了"大医精诚"的含义。他医术精湛,为世人称颂,他不高傲自满,而是牢牢扎根于劳动人民当中。他不惧权贵，不慕名利，只是坚定地为广大劳苦大众服务，最终赢得了广大群众的尊重和爱戴。他低调谦和、刚柔并济的医德品行，值得后世医者学习。

张锡纯：行医为救命，衷中可参西

△生平简介

张锡纯（1860—1933 年），字寿甫，河北省盐山县人，中西医汇通学派的代表人物之一，近现代中国中医学界的泰斗。张锡纯从医后认真研究学习了大量中医古籍。他博览群书，从著名的历史古籍《黄帝内经》《伤寒杂病论》等到历代各家的学说，再到西医著作，积累了丰富的医学理论知识并善于将这些理论知识融会贯通运用到实践中。张锡纯早年常行走乡村为患病村民治病，他也因医术高明、医德高尚而声名远播，与当时江苏的陆晋笙、杨如候及广东的刘蔚楚齐名，被誉为"医林四大家"；又与慈溪张生甫、嘉定张山雷并称海内"名医三张"。1916 年，他在沈阳创办了我国第一家中医医院——立达中医院。1930 年，他在天津创办国医函授学校，为祖国医疗事业做出了巨大贡献，也为中医的发展培养了许多人才。《医学衷中参西录》便是其结合多年临证经验与汇通中西医学的成果。

△医德小故事

张锡纯在中国医学史上具有重要地位，他中西融会贯通的思想对发展现代医学具有重要意义。清末民初，西学东渐，西医学在我国流传甚快。面对中西学术思想的交锋，张锡纯结合中医理论认真学习和研究西医新说,大胆提出将中西医融会贯通的创新理念,并付诸实践。张锡纯在 30 岁左右才学习"西人西书"。开始他喜欢西医所讲解的新异医学知识。后来,在对西医进行了数十年的钻研后,他又认为西医新异文理,原多在中医包括之中。于是,他提出了衷中参西理论,试图以中医为主体沟通中西医以发展祖国医学,从理论到临床,从生理到病理,从诊断到用药,进行了全面尝试。例如,他在用药时喜取西药之所长,以补中医之不足。他认为西医用药在局部是重在病之标,中医用药求原因是重在病之本。治病原就应当兼顾标本,因此中药西药可以配合使用。

张锡纯医术精湛,一些难治病证经他治疗往往有良效。张锡纯善用鸡内金治疗病人脏腑积滞,他认为鸡内金不但能消除胃中积滞,而且可以消除脏腑其他地方的积滞。沈阳城西有一位病人叫龚庆龄,其胃脘有硬物堵塞已经好几年了。他吃东西时常常感觉"不能下行",很不舒服。于是,他找到了当时的名医张锡纯为其诊治。张锡纯为其诊脉后认为这是由于他胃中有积,胃气难以下行,阻塞了气机的下降。于是,张锡纯开了一个只有两味药的简单方子:鸡内金一两(30 克)、生酒曲五钱(15 克)。开完方子后,大家都不相信这两味药能治好病。结果病人服了几剂后,硬物全消,病愈康复。此事之后世人对张锡纯的高超医术更加信服。还有一位叫秦星垣的病人也是这个症状,经过很多医生治疗,却毫无效果。张锡纯为他开的方子也是以鸡内金为主药,同时加入一些活血化瘀的药物。结果,病人连服 8 剂后便痊愈了,秦星垣高兴极了。当时的人们有个习惯,就是有什么大事儿都登报声明,因为这是最隆重的表达方式,秦星垣病好以后便立即登报声明以感谢张锡纯。

张锡纯时刻谨记自己作为一名医者的职责与使命,他关心每一位受病痛折磨的病人,也正是因为张锡纯对于生命的珍视与不轻言放弃才得以挽救众多身患重病者的性命。1902 年,43 岁的张锡纯在外祖家教导幼童们读书。这一年秋风萧瑟,正赶上霍乱肆虐,许多人因染上霍乱而丧命。他同村的一位 40 岁的妇人也染上了这种病。妇人躺在病床上奄奄一息,面容苍白,已是将死之状,她的家人早已放弃了希望,含泪给妇人穿上殓服。张锡纯得知此事后,急急忙忙跑到妇人家中向其亲属请求一窥病人状况。其亲属抹泪回绝道:"知道您的好意,但已是回天乏术。"后来,其亲属见张锡纯一再坚持,便让他为妇人诊治。诊治后,他高兴地说:"一息尚存,当可挽回!"随后便为病人开了药方,病人服药后病情很快好转,事后病人及亲属都对张锡纯感激不尽。

张锡纯曾经说过这样一句话:"人生有大余力而后有大建树,学医者为身家温饱计则愿力小,为济世活人计则愿力大。"张锡纯行医数十载始终不忘其学医的初心——济世救人,为深受病痛折磨的病人缓解、解除病痛。他用自己的实际行动践行了这句话,时人视他为一代大师。张锡纯治病救人的初心是他能够创作出《医学衷中参西录》的原因,这也是他能够赢得世人尊敬的缘由。

53

丁甘仁：上医大国志，捷报扬国医

△生平简介

丁甘仁(1865—1926年)，字泽周，生于江苏省武进县(今常州市武进区)通江乡孟河镇，近代中医临床医学家、教育家。丁甘仁早年向马仲清及其兄丁松溪学医，他勤奋刻苦，尽得两位医家真传，后又从业于马培之先生。丁甘仁对中医学的传承发展贡献卓著，他创办了上海中医专门学校，为祖国培养了大批中医人才。在医理上，他最早主张伤寒、温病学说统一，开中医学术界伤寒、温病统一论之先河。在临床上，他打破常规，以经方、时方并用治疗急症热病。

△医德小故事

左丘明在《国语》中写道："上医医国，其次疾人，固医官也。"唐代大医孙思邈在《千金要方·诊候》中再次强调了为医者的崇高使命："古之善为医者，上医医国，中医医人，下医医病。""上医医国"是指一个好的医官，首先应该懂得为国除患避害，然后才是治病救人。

在100多年前风起云涌的上海滩，曾经发生过一场载入史册的中西医摆擂比拼事件。当时，有一位"上医"用自己的医术"为国除患避害"，挽回了国家的尊严，他就是沪上名医丁甘仁。那是在一家西医医院的开业典礼上，西医医生约翰恰巧碰见了中医名医丁甘仁，约翰一直看不惯中医，心直口快的他便用不流利的中文对丁甘仁出言讥讽道："中医不中意啊，能治病吗?"丁甘仁不甘示弱地回道："西医能治所有的病吗? 西医是戏医吧?"丁甘仁与约翰之间的争论很快吸引了一群对"中西医谁更厉害"饶有兴趣的政商名流。年轻气盛的约翰气急败坏地向丁甘仁发出挑战："你代表中医，我代表西医，你有胆和我比一比吗?"丁甘仁不骄不躁，淡然回答道："悉听尊便。"一场中西医之间的比拼就此拉开了帷幕，丁甘仁先是四诊合参，给病人就病开方，之后根据病人的恢复情况增减药材。20 天后，丁甘仁负责的病人病已将愈，而约翰采用西医治法负责的病人还是发热不退，病不见好。毫无疑问，这场中西医的比拼自然是中医胜利。"国医胜擂，洋医败北"的消息很快传遍了上海滩，此事增长了国人对于中医的文化自信和民族自信。

孙中山曾经赠给丁甘仁其书写的"博施济众"的匾额，表彰他"上医医国"、乐善好施的大医品质。丁甘仁不仅"医国"，更重"医人"，若他遇到衣衫褴褛的穷苦病人，不仅会免除其诊费，赠送药材，临走时还会细细叮嘱。除此以外，丁甘仁私下还热心于公共福利事业，他把自己给别人看病得来的钱用于救济穷人，或者是捐助给学校、医院和一些慈善机构。

丁甘仁用不卑不亢的态度与高超的医术维护了祖国的尊严，也增强了国人对中医的文化自信。他在寒冷的冬日里给穷人分发棉衣，在群众少食之时施予粥饭，给上不起学的孩了办义学，给老无所养的人们办养老院，给幼无所依的孩童办育婴堂……他将仁者大爱播撒在中华大地，他将中医事业作为一生的信仰，以匠人精神书写对中医事业的热爱与执着! 丁甘仁是既能医国又能医人的医中上医，也是德艺相彰的苍生大医!

54

陈士楷：心怀济世志，衣钵广传之

△生平简介

陈良夫(1868—1920年)，名士楷，字良夫，号静庵，浙江嘉善魏塘镇人。陈良夫少怀大志，少习儒学，勤奋刻苦。他于清光绪十三年(1887年)中秀才，后弃儒习医，拜同县名医吴树人为师。他行医30年，精于时症，并发扬《黄帝内经》"阴精所奉其人寿"及丹溪"阳常有余，阴常不足"学说，治疗温病重视养阴保津。他广收弟子，传技于世，救治病人无数。他诊务繁忙，没有著作传世，关于他的医案收录于秦伯未所辑的《清代名医医案精华》中。

△医德小故事

和很多名医一样，在最初的时候，陈良夫也是想要为官为相，以权救世济人，于是努力读书，非常刻苦。据说，他知道自己天资不如同窗聪颖，便加倍努力学习，从清晨到深夜众人总能看到陈良夫刻苦学习的身影；知道自己没能默写出刚学的新书，惹着先生生气了，就自罚抄书。他的自律自觉，朋友家人无不称赞，更令人赞叹的是他年纪虽小却心性成熟，无论是人情世故，还是学习生活，无一不妥之处。

考取秀才之后，在所有同窗都准备继续寒窗苦读，做锦绣文章想要有一番作为时，陈良夫却悄悄放弃科举拜同县名医吴树人为师。最终他选择做一名悬壶济世的良医。

陈良夫在拜师求学之前其实有一段小插曲。收下拜师帖之前，吴树人写信给私塾先生，询问陈良夫的人品，因为这是成为一名医者最重要的品质。私塾先生斟酌良久，只回复二字：通透。凭着这两个字，吴树人才愿收他为徒。跟着吴树人，陈良夫学了医术，读了医书，熬了方子，治了病人，开了医馆，有了名气。

古人看病，医生可能会有自己的一方一技。说清楚些，就是有自己独到的一套理论体系，这些方法也是自己行医的根本，给人治病的基础。换言之，就是现代人说的"门户"之别。这些技术是自己的"饭碗"，不会轻易传授他人，有子便传子，无子便传女婿或收徒弟，收徒也是人数越少越好。

陈良夫也收徒弟，但他不只收自己的儿子为徒，还把收徒的消息公诸于世。由于他名气很大，因此吸引了许多年轻的学医者，个个都要争个头破血流的样子。陈良夫见此情形笑了笑，大手一挥，收了所有来求学的人。家人朋友纷纷前来劝阻，都说陈良夫疯了，要把自己的秘方搞得满城皆知，自断后路，陈良夫闻之却一笑置之，不做回答。他专心教导学生，后来其门人大都成了有名的医生，其子更是习得其医术精髓，也成了一代大家。

多年后至交上门做客，酒过三巡，哂笑当年陈良夫那"大手一挥尽收徒"的场景，陈良夫才慢慢道出自己的想法：医生本就是要造福苍生的，那些不把自己的方法传之于世的，纵使医术再高明，也无法拯救更多的病人。如若自己的医术能传给更多人，让更多的病人得到诊治，这不才是"秘方"的真正意义么？友人恍然大悟，不禁想起多年前私塾先生评价陈良夫的那两个字：通透。

明代王肯堂在其《灵兰要览·晓澜重定绪言》中说："欲济世而习医则

是,欲谋利而习医则非。"陈良夫最终选择了悬壶济世的道路,并非为了谋求利益才去学习医术,他的真正人生追求是济世救人。他胸怀普济天下苍生的志向,不计较个人得失与功利,对待病人不论贫富贵贱一视同仁,救治了无数受病痛折磨的病人,这正是一位精诚大医的形象。

萧龙友：请命护中医，弃官向梅兰

△生平简介

　　萧龙友（1870—1960年），名方骏，字龙友，别号息翁，后改为不息翁，四川三台人。萧龙友医术高超，尤擅长治疗虚劳杂病，论治时主张望、闻、问、切四诊合参与医药并重的观点。他推崇《伤寒杂病论》，治疗七情内伤之症颇有心得。萧龙友对于中医的传承做出了杰出贡献，他曾于1934年与孔伯华在北平创办北平国医学院，培养中医人才。他在医技上与施今墨、孔伯华、汪逢春齐名，人称京城"四大名医"。他曾提出设立中医学院的议案，对我国中医学的发展起到了承前启后的作用。

△医德小故事

　　萧龙友先生生于晚清，前半生为仕途奔走。当他正式悬壶济世于京城时，却身处一个对中医发展极其不利的时代。1929年，国民政府任命汪精卫为行政院院长，四处宣传日本的明治维新，主张废止汉医，认为中国卫生行政最大的障碍就是中医中药。由此可见，当时政府是想把取缔中医作为革新的第一步。随后他们召开了第一届中央卫生委员会会议，取缔中医的决议一提出，便引起全国人民和中医药界的极大愤怒，大众一片哗然。想要一夜之间废除作为国粹的中医中药，显然不会得到广大群众和社会舆论的支持。因此，中医界各地代表都前去请愿。萧龙友先生便和施今墨等华北中医代表一致推选孔伯华为请愿团临时主席，前往南京请愿，要求政府取消这项决议。当局迫于压力，遂收回成命。

经过此次事件，萧龙友先生深虑国医之术的贫乏，他认为当务之急，必须培养中医人才，壮大中医队伍，提高中医疗效，赢得民众对中医的信任，中医才能永远立于不败之地。1930年，萧龙友先生与孔伯华先生合力创办了北平国医学院。在学院建设初期，办学经费拮据，萧龙友先生经常从自己的门诊收入中挪补开支，全部用于学院经费补贴资助贫困学生和病人。在长期的医疗和教学实践中，萧龙友先生不仅重视中医基础医学，对于临床教育也颇为重视，并亲自带学生实习。

"七七事变"后，日伪政权为了收买人心，企图接管北平国医学院，他们软硬兼施，威逼利诱，学院仅校址就被迫三迁。萧龙友在得知情况后，表现出了"宁为玉碎，不为瓦全"的民族气节，绝对不将学校拱手送给日本人。随后在1944年，他毅然停办北平国医学院。他在这件事上表现出来的崇高气节受到医学界和广大人民群众的称赞。

此外，他还提出中西并用的主张，无门户之见，取彼之长，补己之短。他认为，无论是中医还是西医，他们的目的都是治病救人，只是方法不同。他还提出十年之期，如果重视培养中医人才十年，中医仍无所成就，那么到时国家废止中医，他便不会再有任何怨言，但是如果任由中医自生自灭，不要十年，中医就会绝迹，到那时我们再想学习中医，恐怕就要到西方求别人了。时至今日，萧龙友先生对中医前途的忧患意识，听来仍振聋发聩，令人感佩不已。

萧龙友先生一生最爱兰与梅，他认为兰与梅是气节的象征，或许正是这种坚持中医的气节，使他放弃高官厚禄与追名逐利、趋炎附势的官场之路，转而走进了贫苦大众的生活。他创办学校培养中医人才，为民众疗疾尽一份心力。萧龙友先生一生为中医事业做出了巨大贡献，他对于中医的大爱，以及对中医传承的坚守之志，当为后辈学习之典范！

56

施今墨：以疗效作辨，为中医开方

△生平简介

施今墨(1881—1969年)，原名施毓黔，祖籍浙江萧山。他是中国近代著名的中医临床家、教育家、改革家，也是京城四大名医之一。幼年的施毓黔因母多病，从小便立下了学医的志向。他的舅父是河南安阳名医李可亭，在他13岁时便教他学习中医，1906年施毓黔被保送京师法政学堂，开始业医之路。1921年他为自己更名"今墨"，其原因有三：其一，纪念诞生之地，"今墨"同"黔"；其二，他崇习墨子，行兼爱之道，治病不论贵与贱，施爱不分富与贫；其三，他立志要在医术上勇于革新，要成为当代医学之绳墨。施今墨先生长期从事中医临床工作，治愈了许多疑难重症，创制了许多新成药，献出700个验方，其中针对糖尿病的降糖方沿用至今。他还善于将《伤寒杂病论》《金匮要略》的方剂参合应用，可以说对于经方的使用已然达到了收放自如的境界，这也是他学识渊博、辨证翔实的见证。施今墨先生为中医事业做出了突出贡献，在国内外享有很高的声誉。

△医德小故事

1929年，国民政府召开第一届中央卫生委员会会议，提出取缔中医的决议。此时一直致力继承和发展中医事业的施今墨，一直奔走在南北各地,宣传取缔中医的严重危害,一时间群情激愤。在废止或保留中医的相持过程中,发生了一个很有意思的小插曲。曾担任过国民政府主席兼军事委员会主席的汪精卫的岳母不知什么原因得了痢疾。汪精卫请了许多有名的西医为其岳母诊治却不见效果,看着一天比一天痛苦的岳母,他只好硬着头皮去请中医来为岳母诊治,这时他第一个想到的便是赫赫有名的施今墨,于是他为了展现自己礼贤下士的品格,便毕恭毕敬地去施今墨的住处亲自迎接,并请求他为岳母治疗。施今墨心里原本对国民党取缔中医的行为有很大的意见,但是他转念一想:这可能是拯救中医唯一的机会。为了复兴中医的大义,施今墨选择随汪精卫前去诊病。他只是简单地把了一下脉,便说对了病人所有的症状。虽然汪精卫的岳母已经被别的医师诊为病危,但施今墨淡定地说:"安心服药,一诊可愈,不必复诊。"所有人都对此表示怀疑,最后果然如施今墨所说,药到病除。汪精卫这才相信中医之神奇,亲自题匾相送。此事之后,汪精卫也明白了中医是不应该被取缔的,便为自己之前的行为向施今墨等中医医师道歉。

155

1930年,他与萧龙友、孔伯华等名医共同创办了北平国医学院。该学院以讲述中医课程为主,在注重中医教学的同时,也没有忽视西医,他称这种方式为"两只脚走路"。

中华人民共和国成立之后,施今墨应邀为周总理看病,谈话间,周总理提出希望他能够在用自己医术继续济世救人的同时,也能贡献自己更多的力量,多提出一些对发展祖国医学事业有益的建议。受到这样的礼遇,施今墨先生很感动,他为自己在晚年赶上了一个重视传统、重视中医的时代而感到庆幸。施今墨告诉周总理:"国民政府不支持中医,中华人民共和国成立后人民政府支持中医事业,我很高兴,但中医药事业要想发展就必须革新,不能永远停留在旧的水平上。"周总理一边听着施今墨的肺腑之言,一边不断点头。一心想促进中医发展的他向周总理提出建议:用现代科学的方法研究中医,成立中医科学研究院、中医学院、中医医院,还要开展中西医结合的研究项目,切实提高中医的社会地位。在施今墨的建议和呼吁下,人民政府开始重视和发展中医,各类中医学院、中医医院也由此创办。1959年为庆祝中华人民共和国成立十周年,施今墨无偿献出了包括治疗胃溃疡、十二指肠溃疡、高血压、神经衰弱、肝硬化等十大处方,这些处方制药成功后,救治了无数病人。

1969年,施今墨先生在北京溘然长逝,临终前他仍不忘嘱咐儿女必须将医案整理出书,并捐献自己的遗体,为医学做最后的贡献。施今墨一生都献身于医学,他的一生是为中医事业发展奋斗的一生。施今墨为保存和发展中医尽心尽力,为中医的发展鞠躬尽瘁,为中医的未来殚精竭虑! 他以仁善的医德,高超的医术,精心的诊治,卓绝的疗效,创新的著述,灵验的方剂,热心的教育,普世的胸怀,赢得了病人的尊敬,也赢得了社会各界的高度赞扬。

57

汪逢春：五斗斋看诊，佛心堂济世

△生平简介

汪逢春（1884—1949 年），名朝甲，号凤椿，江苏苏州人，出身于吴门望族，受业于吴中名医艾步蟾老医生。汪逢春壮岁来京，于京都悬壶济世 50 余年，名噪京城，终成"京城四大名医"之一。他毕生热心于中医教育事业，努力提携后辈医者。1938 年他曾任国医职业公会会长，并筹办《北京医药月刊》，1942 年在北京创办国药会馆讲习班，为培养中医人才做出了重要贡献。汪逢春在学术上擅长时令病及胃肠病，对于湿温病亦多有阐发，其著作主要有《中医病理学》《泊庐医案》等。

△医德小故事

汪逢春先生出生于江苏省吴县，他在年幼时期就得到了晚清名医艾步蟾的真传。后来，无论何时，他都未忘记精研医术，提升医技。光绪末年，他从家乡来到京城，在当时的法部任职。可这一切并不是他想要的，后来，因为他无法违背本心，还是辞去了法部职务，专门以医为业。他在北京前门外的五斗斋开设了自己的中医馆，接受病人的问诊。开始行医后，他越发觉得自己的医术还不够精进，于是便坚持博览群书，虚怀深求。后来，他凭借自己过硬的医术与高明的疗法，名噪京城，他的医馆门庭若市，京城妇儒皆知其名。但汪逢春从不张扬,他为人极其低调,从来不宣传自己。他的著作《泊庐医案》就是他性情品性的最好体现。此书实事求是,用最精确简洁的语言描述各种医案,并将医案分门别类记录下来,供世人参考查阅。他也从不给自己登广告,他的一个学生曾经在报纸上登出了汪逢春去某地出诊的消息,他知道后非常生气,对该学生严加斥责,并让他保证以后绝不再犯此类错误。他说自己是个不主张自我宣传的人,至于医术高低,百姓自会给予公正的评价。就这样,即使是已经被誉为"京城四大名医"的他,每天还一定要留几个免费号给看不起病的穷人。不但挂号费、诊疗费分文不取,且穷苦病患还可凭他签字的方子免费抓药。

汪逢春不仅自身医术高超、医德高尚,他还教出了许多医家名士。他教学时注重实践,每月初一、十五都会停诊,让徒弟们有时间聚在一起,相互讨论病例,交流学习经验。他常以"故以脉为可凭,而脉亦有时不足凭"这句话教导学生,告诉他们在诊断时要谨慎,不要只看重脉象,还要四诊合参才可得出定论。他还定期带领学生到西鹤年堂学习观察药物标本,了解制药过程。他曾说过"用药如用兵""学医以细心为第一,不惮劳烦为第二,不如此,不可以言医"。每到节假日,他都要带着弟子,登临琼岛,品酒谈天,在欢声笑语中向学生们讲授各类医案故事,阐释医理真谛,传授救治经验给他们。就是这样,汪逢春通过言传身教培养出了许多医学栋梁。

汪逢春热心公益事业,尤其注重人才培养,提倡在职教育,注重医德,对于同道不贬低、不攻击。他常说,怨天尤人,自我吹嘘,就等于自我报复,结果必将一败涂地。汪逢春一生信佛,临终前是笑着离开的。他总是教育自己的弟子学习医学要追本溯源,精益求精。他一生医人无数,却内敛低调;育人无数,却毫不张扬。其医术品行堪称一代名医之典范。

孔伯华：为中医摆擂，办学院育人

△生平简介

孔伯华（1885—1955 年），谱名繁棣，山东曲阜人，出身于中医世家，与汪逢春、萧龙友、施今墨并称"京城四大名医"。他早年任北京外城官医院医官。1929 年被选为全国医药团体联合会临时主席，率请愿团赴南京，迫使国民政府收回"取缔中医"的成命。后他与萧龙友合办北平国医学院并任院长。中华人民共和国成立后，孔伯华任卫生部顾问、中华医学会中西医学术交流委员会副主任，同时他也是第二届全国政协委员。学术上，他主张病必求其本，临证注重湿与热，以善治温病闻名，更因其善用石膏一药而为医林景仰。孔伯华的著作有《时斋医话》《传染病八种证治晰疑》等。

△医德小故事

因为祖父是当地的名医，故孔伯华自幼就在中医环境中熏陶长大。他从小苦读经书，跟着父亲游历四处积累经验，学习如何做一位良相。但是后来，母亲的病故使他的信念开始动摇。在看到祖父将深受病痛折磨的病人从病魔手中解救出来时，他便立志要做一个好医生。自那以后，他便常常陪伴在祖父身边，刻苦学习医术。他在 25 岁时就已经能与当时的名医共事，后来他的医术也名震京师，连毛主席和周总理都曾请他治疗。孔伯华的用药风格,可以总结为"虎啸龙腾"。他用药必先辨证,且对症用药,并无门派之偏倾。他认为只要是治病,不论是祛邪还是扶正,都是为达到恢复和补养元气的目的,以此为目标,定能取得良好的疗效。

自古以来,中医就是中华民族五千年优秀传统文化的重要组成部分。清代末年,在西医进入中国之前,中医几乎是华夏儿女用来与疾病抗争的唯一武器。但是随着历史的发展、世界格局的变化及东西方文化的碰撞,中医在近代逐渐走向衰落。1929 年,当时的国民政府卫生部在汪精卫的允许下,召开了第一届中央卫生委员会会议,这次会议通过了"废止旧医以扫除医事卫生之障碍"的提案,这里的旧医,指的就是在中华大地上已流传了千年的中医。这一天,中医界掀起了惊涛骇浪,一片哗然,孔伯华在这时坚决地站了出来,他奔走呼吁、联络同道医师共同抵制这一决议。最后他被推举为联合会主席率请愿团到南京谈判。当时的请愿团与余云岫等人直接对话进行谈判。谈判期间,孔伯华怒斥余云岫等人,说他们数典忘祖,置中医几千年来对中华民族的生存繁衍所做出的贡献于不顾,崇洋媚外,以偏概全,用一些庸医害人的个案来否定整个中医行业,说得那些反中医者哑口无言。但是国民政府态度强硬,想利用舆论的力量将他们的据理力争压制下去。于是,孔伯华自信坚定地提出,用最直接的方法来证明中医的不可或缺。他要求政府为中医西医各挑选六个病人,两方用各自的方法分别进行治疗,以此判断中医到底是骗人的迷信行为,还是真能治病救人的良法。结果,孔伯华等人用自己高明的医术很快就将六个病人治愈,导致当时舆论界反响强烈。迫于压力,国民政府最终收回成命,将该提案搁置下来。

同年,为了保护与传承中医,孔伯华与萧龙友共同创立了中国第一所医学高等学校北平国医学院。他邀请各地名医合作,共同培育中医人才。他们在沉重的中外当局压力下培养出大批的中医人才,并将传统医学的精华与瑰宝传承下来。他创办的这所医学院校,始于存亡变局之时,秉天下为己任的理想,匡扶国粹之术,保全文化瑰宝。这所学院先后培养了700条名学生,他们日后都成了成绩卓著的栋梁之材,在中医元气大伤的情况之下,承担起了继承发展和弘扬中医的重任。

孔伯华从来都是这样,目标明确,刚正不屈。无论是面对国内外的强压,还是面对外界的不认可,他都坚定地相信自己的医术,用实力说话,也因此将中医千年的文化传承保存了下来。他在南京国民政府与崇洋媚外者据理力争时,他义正词严地戳破对方丑恶嘴脸时的模样,应当是中医史上最伟岸的身影之一!

161

59

蒲辅周：温病对伤寒，辨证兼施护

△生平简介

蒲辅周(1888—1975 年)，四川梓潼人，现代中医学家。其祖父蒲国桢与父亲蒲仲思都是精通医道、闻名乡里的医生，蒲辅周深受祖父和父亲的影响，幼年时便跟随祖父学习医术。他长期从事中医临床、教学和科研工作，也曾任全国政协第三、第四届委员。他精于内、妇、儿等科，尤擅治热病。他将伤寒、温病学说熔于一炉，经方、时方合宜而施。在几次传染病流行时，他独辟蹊径，辨证施治，救治了大量危重病人，为丰富发展中医临床医学做出了宝贵的贡献。

△医德小故事

蒲辅周在其 70 余年的从医生涯中，以振兴中医学为志，始终精研医理，博览兼收，治学严谨，精益求精。他一生行医，并热心于社会公益事业。1931 年他倡议并成立了梓潼县"同济施医药社"，此慈善机构解决了不少贫苦百姓无钱请医买药的困难。他还开展了平民教养厂、"施棺会"、西河义渡等多项慈善事业，他济世活人可谓医者仁心，深受当地百姓的尊敬与爱戴。

蒲辅周强调，治病"必先岁气，毋伐天和"，认为各种不同的气候环境会产生各种不同的发病因素,因此要注意自然气候和季节变化等对疾病发生、发展和转归的影响。如麻疹病,多发于春季,但其他季节也有发生,不同季节其病证有所不同,治法亦有同有异。

1945年近立秋之际,成都小儿麻疹流行。当时大雨连绵,街巷积水,病儿麻疹隐伏于皮下,医生用宣透之法却收效甚微。蒲辅周联系到其时多雨,热从湿化,因而改用通阳利湿法,俾湿开热越,疹毒豁然而出,虽不用宣透之法病儿也能热退神清而愈。同道用之,亦皆应手。蒲辅周一生都勤于临床,故其著述较少,除发表的几篇论文外,其临证医案多为学生门人整理出版,如著作《蒲辅周医案》和《蒲辅周医疗经验》等。

曾有一名男性病人,患胃溃疡,并有胃出血史。其前日大便检查潜血阳性,近因过度疲劳,加之公出逢大雨受冷,在饮葡萄酒后突然吐血不止、精神萎靡,其亲友急忙将其送往医院检查,诊断结果为胃出血。住院治疗数日后,他仍大口吐血不止。医院的医生害怕拖延导致其胃穿孔,迟则将失去手术的机会,便决定立即施行手术,但这位病人的家属不同意手术,半夜请来蒲辅周为其诊治。蒲辅周认为吐血已昼夜,若未穿孔,尚可以服药治之。寻其根源,便是因受寒饮酒,致血上溢,故不可以用凉药止血,而宜用《金匮要略》中的侧柏叶汤来温通胃阳,消瘀止血。最后在蒲辅周的治疗之下,病人很快痊愈。

蒲辅周医术精湛,学识渊博,热心公益,勤于临床研究。他虚心而不傲气,善学而又勤勉,与病人真正做到了互相理解。他为万千病人解除病痛,也为中医事业做出了巨大贡献,周恩来总理称赞他是"高明的医生,又懂辨证法"。作为当代杰出的中医临床家,"其人虽仙逝,美名永流传"!

163

60

傅连暲：医术赛华佗，信仰比金坚

△生平简介

傅连暲(1894—1968年)，汉族人，原名傅日新，福建省长汀县人。他是医学家，也是中国人民解放军高级将领，中国共产党的优秀党员。他于1933年参加中国工农红军，于1938年加入中国共产党。他长期从事中央领导的医疗保健工作和中共医疗卫生教育工作，是中国人民解放军和中华人民共和国卫生事业的奠基人、创始人之一，也是中华人民共和国成立之初的一位医疗将军。

△医德小故事

从中华人民共和国成立到今天，在星云聚集的英雄群体中，有一位将军因其特殊功绩而为人称赞，他就是傅连暲。他虽被称为将军，却从未领过兵打过仗，但他仍然功勋卓著，声名显赫。他年少入党，为党和国家鞠躬尽瘁，呕心沥血，可谓赤胆忠心。他为国家和人民军队的医疗卫生事业奉献了自己的一生。他就是被毛泽东称为"华佗"的开国中将傅连暲。

傅将军出生于福建省长汀县河田镇伯公岭村。少年时他因父母在长汀教会工作，故有机会进入那时的教会学校学习。傅将军从教会学校毕业后便进入了汀州福音医院附设的亚盛顿医馆工作，且在"五卅惨案"后被举荐为福音医院院长。1927年8月,汀州地下党的一名负责人秘密来到福音医院拜访院长傅连暲。当时,南昌起义的部队已经到达江西瑞金,将士们即将面临一场恶战。这位负责人请求傅院长在起义爆发后能够全力救治伤病员,傅连暲听后连连点头:"医生当以救死扶伤为天职,我一定尽全力挽救伤病员的生命。"这位地下党员道谢后转身离开,傅连暲看着他的背影,不禁心潮澎湃。他们虽早已相识,但没想到对方会将如此重要的机密告诉自己,这是对他的莫大信任。

没过多久,南昌起义部队和国民党军队在瑞金和会昌打了两场仗,300余名伤员被送到了福音医院。天气炎热,很多伤员的伤口已经感染化脓,在没有磺胺药和青霉素的年代,这些伤口很可能会带走战士们的性命。傅连暲和医护人员们不分昼夜地为他们做手术,门外是军队整齐的步伐声、群众的欢呼声,但他们不能离开手术室,甚至不敢向窗外看上一眼。这时候,一位年轻的营长被送了过来。他的左腿两处中弹,膝盖筋骨被打断,股骨骨折,面色蜡黄,腿部水肿,因为失血过多显得很虚弱。傅连暲仔细检查伤口后便为他治疗,这位营长不仅一声不吭,还宽慰傅连暲:"你尽管治,不要紧,我能忍受。"按照以前的治疗方案,这种伤势必定是要截肢保命的,但当傅连暲看到病人忍受着剧痛还在和同病房的战友们开玩笑的样子,他犹豫了,最终尝试了保守治疗的方案。

傅连暲为他接上断骨再用夹板固定,之后每天清理消毒以防伤口感染。他还把自己订购的牛奶送给这位年轻人,并在复健的过程中给予细心指导。这位营长忍受了常人无法忍受的疼痛,后来竟然奇迹般地恢复了。由于保住了腿,因此他得以再次前往战场杀敌,并创造了战场上的诸多奇迹,这位年轻人就是享有"名将之鹰"美称的陈赓大将。陈赓的腿尚未痊愈

165

便和傅连暲匆匆道别奔赴前线,但傅连暲的救命之恩他从没有忘记。陈赓和无数战士救国为民、前赴后继的精神也深深印刻在傅连暲的心中,这也为他后来从基督教医生转变为红色军医奠定了思想基础。

傅连暲曾经创办"中国工农红军中央看护学校",并兼任校长。他还亲自编写课本教材,培训并带领60余名红军医务人员进行临床实习,为当时的革命军队培养了一批急需的医护骨干。1933年初,傅连暲正式参加了中国工农红军,并且为响应毛主席的号召,将福音医院搬到了瑞金,成为那时中央红军的第一个正规医院,还把医院所有资产及药品无私捐献出来。当时的《红色中华》报纸专门发表了"红匦送给捐助巨产的傅院长"一文,表扬他是"苏区第一个模范"。傅连暲在被任命为中央红色医院院长时,凭借其严谨细致的医术,赢得了很高的声誉。王稼祥、树潘、伍中豪等将领都在他的精心施治下康复。第五次反"围剿"紧急关头,毛主席身患恶性疟疾,也是在傅连暲的亲自诊疗下得以及时恢复健康。毛主席说:"我们现在也有华佗,傅医生就是华佗"。

1934年10月,傅连暲带病跟随毛主席参加长征。长征途中,傅连暲在条件极为艰苦的情况下,提出以"预防为主"的医疗方针,强调部队应注意饮食卫生,防止蚊虫叮咬,不喝生水,他的建议对部队卫生保健工作十分重要。傅连暲在长征途中做了许多工作,不仅为红军伤病员服务,还负责周恩来、朱德、刘伯承等中央领导同志的保健工作。在过草地时,他还举办了一个医疗培训班,帮助医护人员更好地掌握治疗和护理知识。傅连暲在长征途中的所言所行展现了他作为医生的医德医风和作为人民子弟兵的坚韧品性。

1938年9月,傅连暲担任中央总卫生处处长兼中央医院院长。他在面对陕甘宁边区极其落后的医疗卫生条件时,殚精竭虑,组建了层次合理的医疗卫生队伍,努力提升医院的软硬件水平。他坚持广纳贤良,吸引许多国统区的医疗专家及外国专家投入到党和人民的卫生事业之中。他在负责中央领导同志的保健工作之后,使卫生保健人员形成了早期治疗、重视"治未病"、注重起居调节等保健工作的优良传统。他忠诚于党,医者仁心,受到了边区自上而下的尊重和称赞。傅连暲50岁寿辰时,周恩来、任弼时、彭德怀等领导人专门为他送去"治病救人,长命百岁"的贺词,周恩来称赞他是"有功之人"。

傅连暲将军是解放军卫生工作的创始人之一。他在普及中医学、培养医学人才等方面做了大量工作,为人民卫生事业做出了重要贡献。傅将军的好友郭沫若曾有诗相赠:"长征随领袖,劭德重劳谦。桃李神州遍,刀圭亦代传。"这是对傅将军为国为民坚定之心的赞誉,也是对傅将军高尚医德的充分肯定!

61

杨济生：针药并济用，德艺两相彰

△生平简介

杨济生（1896—1975 年），山东观城县人。杨济生出身于中医祖传世家，自幼受家庭熏陶，熟读医学名著，谙熟中医经络学说和针刺技术。杨济生致力于中医临床工作 60 余年，在中医内科、妇科、针灸等学科领域，积累了丰富的临床经验，学术造诣极深。他生前为中央人民政府卫生部中央直属机关第六医院的中医专家顾问、全国政协委员、北京中医学会顾问、北京友谊医院中医科主任。

△医德小故事

杨济生先生是中国近代四大名医之一，他的一生是受人尊敬的一生。杨济生出身于中医世家，熟读各种中医经典著作和中医经络学说。对于重要章节，他总是反复记忆，直到晚年都可以随口咏来。杨济生在针灸方面也有其独到之处，讲究穴少而精。他 18 岁时，就已经在中医界崭露头角，每日看诊数百人。

杨济生为人正直，医德高尚，在其几十年的行医生涯中，深受病人信赖。他对前来看诊的穷苦病人，不仅分文不取，还常常施药送钱。现在武汉还流传着当时的一些药铺有凭借杨济生手条取药记账，年终由其支付的事迹。中华人民共和国成立前,武汉年年都有房屋被淹,疫病流行之际,杨济生每年都会参加武汉红十字会举办的救灾活动。他不仅捐钱捐物,还义务为病人看病。每次有人到杨济生家中求诊,无论贫富,他总是在看完诊后再吃饭、休息。杨济生以治病救人为己任,直到临终前两天还在为病人看病。

杨济生治病往往针药并用,在用药方面主张"简、便、廉",他常说:"一方一药,掌握好坏,既能治病救人,也可因粗疏而给病人带来痛苦,增加病人的负担。"他在用药时,一般药味不多,也很少用那些昂贵的或不易买到的药,主张小药治大病,用药恰到好处。杨济生精通针灸,行针手法尤为精湛,常常上病下治,左病右治,他反对头痛医头,脚痛医脚,在遇到疑难杂症时往往针药并用。1951年,一位中央领导人患了颅内占位性病变,由于当时的医疗水平和检查手段还不够先进,若采用手术治疗,不但不能保证疗效,而且风险极大。于是他便请来杨济生为其诊治,经过仔细辨证后,杨济生决定采用内服加减九味羌活汤,配合针刺的疗法为病人进行治疗。经过4个月的治疗,病人的症状消失了,直到去世前都未曾复发。

杨济生坚持中西医结合的观念。中医是我国珍贵的文化精粹,随着现代医学的不断发展,很多人歧视中医,甚至要求取消医院的中医科。为此,杨济生进行了坚决的抗争,一方面他利用出席各种会议的机会,呼吁发展中医,呼吁中西医结合,同时他还与张协和同志共同研制"经络测序仪",这一研究成果开以现代医学手段证实中医经络理论的先河。另一方面,他在看病时注意结合病人病情,向其介绍中医知识。此外,杨济生还赴莫斯科为前苏联著名作家柯切托夫治病,不仅使其瘫痪的下肢几近痊愈,还在苏联掀起了一场中医热、针灸热,极大地弘扬了中医文化。

　　杨济生不仅勤求古训，而且极重视当代医家的临床经验，常常利用休息时间，了解最新的医学动态及学科发展。杨济生无门户之见，他初到北京时，为了解北方常见病发病情况和用药特点，曾经拜访过许多医家，如孔伯华先生和施今墨先生。

　　行医一时，鞠躬一生。杨济生的一生始终彰显着大医精诚的精神，虽然出身于中医世家，但是他的成功绝不仅是依靠祖传的秘方，更多的是凭借一辈子的勤学好问。他具备了一个医生最高尚的品格——"无论贫富，救世济人"。

赵炳南：不拘门户异，愿将心比心

△生平简介

赵炳南(1899—1984 年)，回族人，经名伊德雷斯，祖籍山东德州，中医皮外科专家。赵炳南曾饱尝疾病的折磨和生活的困苦，他得过天花、患过痢疾、得过麻疹、发过疟疾；他 6 岁进入私塾，仅学习 6 年便因家贫而辍学。13 岁时，赵炳南有幸拜名医丁德恩为师，学习中医皮肤疮疡外科，并得丁老真传。当北京市第一所中医医院——北京中医医院成立时，他放弃了自己经营多年的医馆，把很多医疗器械、药品、制药工具等无偿捐献给国家。他不拘泥于古籍，具有独特的创新精神，提出了众多理论和疗法，如"湿滞""顽湿""血燥"理论和拔膏、熏药、黑布药膏、引血等独特疗法。他晚年致力于皮肤病的治疗与研究，为我国皮肤外科的发展做出了重要贡献。

△医德小故事

赵炳南不仅医术高超，而且品性纯善，总是慷慨济人，他也因此深受当地百姓的尊敬。早年他开了一个就诊费用很低的医馆，刚开张时，赵炳南就发现每天一大早病人就来挂号候诊，有的病人被诊断需要手术，但他们大多是穷苦人家，甚至早饭也舍不得吃。赵炳南考虑到病人饿着肚子接受手术容易晕厥，于是就会给他们一点钱，让他们到对面的包子铺买几个包

171

子,吃饱了再坐在那儿等候手术。对于那些下肢动过手术暂时无法行走却因为家境贫寒无法乘坐黄包车的病人,赵炳南也总是会给他们一些零钱,让他们能够乘黄包车回家。有一天,一个病人腿上刚动了手术,赵炳南照例请他到挂号室旁边的屋子里休息。病人躺了一会儿后,拿了钱起身走了出去。可出了医馆大门,他并没有雇黄包车。此时,赵炳南送一个朋友出医馆,恰巧撞见了这一幕。他心想:病人刚刚做了手术,怎么能走那么远的路呢? 于是,他立即从兜里掏出钱塞给身旁的一个车夫,并对他说:"看见那位病人了没有? 你赶紧追上他,把他送到家。"车夫听后就追了上去。这时的赵炳南并没有急于转身返回医馆,而是一直站在门口目送黄包车夫拉着病人慢慢从胡同里消失才放心离去。那时,被他医治过的贫苦病人都说"赵大夫真是关心病人到家了",赵炳南凭借其高超的医术与高尚的医德赢得了世人的尊崇。

赵炳南在与病人接触交流时,无论男女老少,称呼对方总是用"您"字,而不用"你"。有人曾问他,对二十几岁的年轻人您何必以"您"相称呢? 他笑着说:"一个陌生人坐在我们这些穿着白大褂的医生面前时,他就成了渴望我们为其解除病痛的病人了,我们之间的关系也就不再是普通陌生人的关系了,而是变成了医生与病人之间的关系了。'您'字与'你'字的区别就在于多了一个'心'字,正是这个'心'字缩短了医患之间的距离,融洽了医患之间的关系,密切了医患之间的感情。"

医学上赵炳南不拘门户,一切从病人实际需要出发。他曾说:"为了解除病人的痛苦,一切为病人着想,我对医术无门户之见,对中西医两种医学,我一向主张取长补短。"他求真务实的精神是每一位现代医学从业者应当秉持的。赵炳南晚年仍致力于皮肤病的治疗与研究,取得了重大成果,为我国皮肤外科的发展做出了重要贡献,他是现代中医皮肤外科的奠基人与开拓者。

能够得到病人的认可,除了精湛的医术,将心比心是赵炳南最重要的秘籍。赵炳南用心对待病人,善于换位思考,不仗势欺人,不阿谀奉承,只追求医术的进步和心境的澄明。他一生勤奋好学,诲人不倦,为中医学的发扬光大做出了重要贡献。时至今日,赵炳南仍是后世医者需要努力学习的榜样。

63

岳美中：古方入细则，时方求务实

△生平简介

岳美中(1900—1982 年)，原名岳中秀，号锄云，我国著名的中医学家。岳美中一生从事中医医疗和教学工作。在中医方面，岳美中善于用经方治大病，并且较早地提出专病、专方、专药与辨证论治相结合的原则。为了中医的传承，他又倡办全国中医研究班和研究生班，培养了一大批中医高级人才，并且多次出国参加重要医事活动，在国内外享有盛誉。

△医德小故事

岳美中小时候家境贫寒，他自幼身体羸弱，无法务农，父母就东挪西借供他进私塾读书。岳美中 16 岁时凭借优异的成绩考进县城半自费的师范，学习了一年多后回乡当了小学教员。后来他因生活艰辛，劳累过度，出现了咯血的症状，医生诊断说是严重的肺病，短期内治不好，最后岳美中也因此病被迫辞去教员职务。养病期间，他萌发了学医的念头，于是购买了多种医书，下决心学医以自救和救人。经过多年坚持不懈地努力，他不仅精通医术，更是成了一位品德高尚的中医老师。岳美中不仅在国内承担着包括毛泽东、周恩来、叶剑英等中央领导人的医疗保健任务，还多次受命为国外的一些领导诊治疾病，他因精湛的中医医术享誉国内外。

为了传承中医,他非常注重对中医人才的培养。其门人弟子众多,中华人民共和国成立初期他就培养了150余名优秀的中医,其中有岳沛芬、陈可冀、时振声、王国三、王占玺、李春生、江幼李等当代知名中医和中西医结合专家。岳美中学医之初,先从《医学衷中参西录》入手,研读了宋元以后医家的名著。为体察药性,他常购药自服。一次因服用石膏过量,下泻不已,浑身瘫软,闹得几天起不来床。这样的事情屡屡发生,但他依然坚持自服药物以体察药性。

某日,岳美中邻村的小木匠徐福轩突患精神病,烦躁狂闹,诸医束手无策。岳美中细察其脉证,诊断其为"阳狂并有瘀血",用调胃承气汤治疗使其病愈。此事传开后,岳美中的诊所门庭若市。后来靠友人资助,岳美中在滦县司各庄开设小药铺,取名"锄云医社"。1935年,岳美中经朋友介绍,到山东省菏泽县(今菏泽市)医院任中医部主任。在那里,他边诊病边研读上海陆渊雷先生的《伤寒论今释》和《金匮要略今释》,还加入了陆先生创办的遥从部学习医学。岳美中有一篇写学习体会的《述学》课卷受到陆氏赞赏,他感慨地说:"中医得此人才,足堪吐气。"战争时期,岳美中白天为百姓看病,解除病人的痛苦;晚上黄卷青灯,研读经方,不断精进医术。尽管诊务繁忙,岳美中对所学课业全都认真完成,有不明白的地方甚至寄至上海请教其他名医。在行医之余,他还撰写了《实验药物学笔记》《锄云医话》《锄云杂俎》等书籍共30余册,影响深远。

岳美中倡导专病专方,他强调:"专病专方是中医学的基本思想。为医者欲使医业精进,还必须在专病专方上认真下一番功夫。"不可否认,岳美中这一学术思想对当前中医界是有指导意义的。岳美中在近代中医文化传承发展过程中也发挥着巨大的作用,他以勤恳好学、严谨认真的治学态

175

度,遍览古今中外的医学书籍并参透其中的要理,最终成就了他高超的医术。岳美中先生对中医事业的热爱和孜孜不倦的精神,影响着一代又一代人投入到中医药守正创新之事业中去。

林巧稚：为万婴之母，做生命天使

△生平简介

林巧稚（1901—1983 年），福建省同安县鼓浪屿（今福建省厦门市思明区鼓浪屿）人。林巧稚是中国妇科、产科医生和医学科学家，也是中国妇产科学的主要开拓者、奠基人之一。她为胎儿宫内呼吸、女性盆腔疾病、妇科肿瘤、新生儿溶血症等研究做出了巨大贡献，也是北京协和医院第一位中国籍妇产科主任及首届中国科学院唯一的女学部委员（院士）。林巧稚终身未嫁，一生亲自接生了 5 万余名婴儿，由她接生的孩子，出生证上都会有她的英文签名"Lin Qiaozhi's Baby"（林巧稚的宝贝），所以世人尊称她为"万婴之母""中国医学圣母"。她与梁毅文被称为"南梁北林"。

△医德小故事

林巧稚原是厦门女子师范的学生，不过她立志悬壶济世。1921 年，她参加了北京协和医学院在上海的招生考试。考场上，有个女生突然晕倒在地，林巧稚看到后立刻放下手中的笔去救助那位不相识的女生，不过她也因此耽误了考试。但是在她这份未完成的试卷上，协和医学院的考官看到了她无私的品质，最终破格录取了她。事实证明，协和医学院的选择是正确的。

在协和医学院,林巧稚勤奋工作,无论白天黑夜、严寒酷暑,她都为治病救人而忙碌着。不管是什么身份的病人,只要有人向她求诊,她都有求必应。她不仅勤劳,而且细心。在医院工作几十年,她每次总是把听诊器焐热了才伸向病人。1932年林巧稚获得了到英国伦敦医学院和曼彻斯特医学院进修深造的机会,1933年她又到奥地利首都维也纳进行医学考察,1939年她再次远渡重洋到美国芝加哥医学院当研究生,1940年回国后不久便升任妇产科主任,成为该院第一位中国籍妇产科女主任。

1941年底,太平洋战争爆发,北京协和医院停业。林巧稚在北京的小胡同里租了几间房子,开办私人诊所。她有一个特殊的出诊包,包里总带着现金,对贫病交困的病人,她不收分文药费,还予以资助。许多病人因为她的善举感动得流下热泪。同时,她还应聘到中和医院为病人看病,到北京大学任教,整日忙个不停。

抗日战争胜利后,北京协和医院恢复,林巧稚重回医院任职。北平解放前夕,林巧稚拒绝接受离开祖国的机票,她认定:"我是中国人,我要和我的事业共存。"中华人民共和国成立后,林巧稚对中国共产党领导的新中国满怀期待。她在短文《打开协和窗户看祖国》中写道:"协和的窗户打开了,竖起了五星红旗……我们为祖国伟大的进步感到光荣骄傲。"

林巧稚晚年身患重病。1980年底,她因病情加重而被送进医院。虽遭亲友劝阻,但她还是坚持工作。此时,她早已不是住院医师,但她仍然要求值班医生和护士,只要病人出现问题,即使是半夜也要马上通知她。甚至在去世前一天,她还接生了6个婴儿。1983年春,林巧稚病情恶化,陷入昏迷,她总是断断续续地喊:"快!快!拿产钳来!产钳……"这时护士就随手抓一个东西塞在她手里安抚她。同年4月22日,林巧稚在协和医院逝世。遗嘱中,她将个人毕生积蓄 3 万元人民币捐给医院托儿所,把骨灰撒在故乡鼓浪屿的大海中。

林巧稚不仅医术高明,她的医德医风更是有口皆碑。从她选择医学的那一刻,直到她生命的尽头,她的心里装的永远都是妇女和儿童的安危。在事业与家庭不可兼得的情况下,她毅然决然地选择了事业,终身未嫁。她虽然没有做过母亲,却比母亲还温柔,对待病人和孩子无比贴心。她对自己接生的每一个孩子都充满了母爱,被尊称为"万婴之母"。她的一生"创妇产事业,拓道、奠基、宏图、奋斗,奉献九窍丹心,春蚕丝吐尽,静悄悄长眠去,谋母儿健康,救死、扶伤、党业、民生,笑染千万白发,蜡炬泪成灰,光熠熠照人间",是当之无愧的一代名医。

179

65

陈道隆：当表换药费，慷慨济贫人

△生平简介

陈道隆(1903—1973年)，字芝宇，浙江杭州人。陈道隆早年就读于杭州师范学校，14岁考入浙江中医专门学校，19岁参加毕业考试，荣登榜首。陈道隆早年以善治伤寒温病著称，后期以治疗内伤杂病见长。其临诊立足于本，不拘一格，对理、法、方、药辨证论治运用自如；处方古今兼采，用药灵活多变。后来，陈道隆师从名老中医黄香岩，其医道大进，声誉日隆，求治者不绝。他不仅医术精湛，而且深受人们爱戴。他著有《陈道隆医案》，并与学生合著《内科临证录》。此外，陈道隆兼善书法，自成一体，甚得著名书法家沈尹默的赏识。

△医德小故事

陈道隆医师在医疗实践中十分尊崇孙思邈的一句名言："胆欲大而心欲小，智欲圆而行欲方。"这句话强调医者治病，既须小心翼翼、周密谨慎，又要大胆果断、毅然解决，在具体治疗方面又须灵通圆活、随机应变。1924年杭州疫病流行，一时间人心惶惶，由于当时还没有抗生素，因此中西医均束手无策。面对凶险的疫情，陈道隆想到了张仲景的训示："感往昔之沦丧,伤横夭之莫救,乃勤求古训,博采众方……"于是他一边细心观察留意每位病人的症状、病情的细节和发展趋向,一边又挤时间在古书中寻找自古以来中医应对疫病的学术精华。他想着能否找到一个方法,可以把古人的治疗经验与目前的病情结合起来。通过深思熟虑,陈道隆十分大胆地提出了一套切合实情的治疗法则。他认为,疾病突发时用重药、峻药逆转病势,在病情慢慢退去时用猛药铲其病根,除病务尽,不可姑息,缓解时视正、邪消长而灵活施治,消退时邪去正虚,亟亟养正。在这一原则指导下,他敢用重药痛击病邪,善用轻灵分消病势,能持甘药扶正祛邪。经过陈道隆的悉心救治,许多挣扎在死亡线上的病人重获新生,这证明了中医中药也能治重症、急症。此后,陈道隆的名字在杭州家喻户晓、妇孺皆知。

陈道隆经常仗义疏财,慷慨济贫,他每天都留有 30 个免费为贫苦人家看病的名额。民间流传了许多关于陈道隆先生的故事,有一次出诊,他在看完病开方后才知这家人很穷,根本没钱买药,他摸遍衣袋,发现自己也是分文未带,于是他取出自己最爱的怀表,嘱咐病人将自己的怀表当了去买药,不要耽误了病情。病人捧着怀表激动得久久说不出话来。第二天,他又叫司机帮他赎回怀表。曾经有一位老太太因思念儿子积郁成疾,故请陈道隆来为其诊病。陈道隆为其诊治时,环顾其家中,便知她是贫苦人家,在他为老太太诊治疾病时,忽听得门外有取汇款之声,老太太听说儿子寄来了钱,面露喜色。后来陈道隆询问其媳妇时才知,原来只是媳妇想安慰婆婆。他听后十分动情,便不收分文诊金,还给了这家人 20 块大洋。后来老太太病好,儿子也回来了,全家人都来感谢他的救命之恩。

陈道隆的高明医术让人敬佩万分,同时其仁善之心也一直为人所称颂。中医说"医乃仁术,当以仁爱之心治病";华佗庙亦有联云"岐黄之外无仁术"。凡为医者,当以博施济众为己任,对贫困者尤应寄予同情,尽力给予关照。陈道隆对病人慷慨解囊,雪中送炭,正是对"医乃仁术"这四个字的生动诠释。

裘法祖：德必能近佛，术须能近仙

△生平简介

裘法祖（1914—2008 年），出生于浙江杭州，中国科学院院士、著名外科学家、教授、博士生导师，中国肝胆外科、器官移植外科的创始人和奠基人之一。他曾任第三届全国政协委员，第四、第五、第六、第七届全国人大代表，华中科技大学同济医学院名誉院长。其刀法以精准见长，被医学界称为"裘氏刀法"，因长期担任全国高校临床专业教材评委主任，而被誉为"中国外科之父"。裘法祖一生获奖无数，但在众多奖项中，他最为认可、最为自喜的是 2001 年中国医学基金会授予的"医德风范终身奖"。2008 年裘法祖先生因病医治无效，在武汉逝世。

△医德小故事

裘法祖出身于"书香世家"，从小勤奋学习的他 18 岁就如愿考入同济大学（现为华中科技大学）医学院。一天，他的母亲突然腹部剧痛，面色苍白，在床上翻来覆去、寝食难安，医生也束手无策，不久后就离开了人世。对裘法祖来说，失去亲人的痛苦无疑是他人生中最为沉痛的一次打击。当他知道母亲竟是死于在国外只需做个手术就能治疗的阑尾炎时，他一拳狠狠地打在桌子上。后来，他把自己关在房间里学习，立志要解除千万个如他母亲一般的病人的病痛。为了提高自己的医术，裘法祖只身远赴德国留学。在德国留学时，裘法祖在学习上一丝不苟、刻苦勤奋。上课时他总抢着坐第一排认真听讲，就连寒、暑假他都会去医院实习。他认为仅仅从书本上学习理论知识是远远不够的，在医院实习可以帮助他学习更多有用的知识与技能。在读大学期间，他从未有过休息的时间，一有空余时间他就扎根于图书馆，以知识来愉悦和丰富自己。他知道自己的梦想与追求，在实现梦想的道路上，他从未停下脚步。裘法祖在获得德国慕尼黑大学医学博士学位后被慕尼黑市的一家医院聘用，他的职业生涯也由此开始。

"忠诚踏实行本分"是裘法祖的人生态度。在裘法祖为一位中年妇女做完阑尾手术后，这位病人忽然死去，尽管尸体解剖没有发现手术方面的问题，导师却以严肃的语气对他说："裘，她（死者）是一位四个孩子的妈妈。"这句话深深影响了裘法祖65年外科生涯的工作作风和态度。裘法祖在从医几年后晋升为外科主任，由中国人担任外科主任，这在当时的德国是史无前例的。更不可思议的是，他还在"纳粹"的枪口下解救了几十位犹太人。1945年的一天，裘法祖正要准备做手术，突然一位护士长跑过来，神色慌张地喊道："地上躺着许多从集中营来的'囚犯'。"裘法祖连手术帽都没来得及摘下就跑了出去，在大街的一角，大约40名瘦骨嶙峋、衣衫褴褛、疲惫不堪的"囚犯"戴着镣铐蹲在地上，他们实在是没有力气继续走了，但是旁边的军官仍在呵斥他们，逼着他们站起来。裘法祖被这一场景惊呆了，他心生一计道："这些'囚犯'都得了伤寒，让我把他们带走吧！"裘法祖鼓起勇气，向党卫军军官大声地喊道。在那一刻，他能想到的只有自己是一名医生，应该治病救人。在他的力保之下，这些可怜的"囚犯"最终得以保全了性命。1947年，裘法祖毅然舍弃国外优裕的生活条件，回到阔别多年的祖国。

裘法祖之所以赢得世人的尊重和敬仰，更在于他高尚的品德。"医术不论高低，医德最重要"是他多年来一直挂在嘴边、记在心里的一句话。他对病人始终充满仁爱之心，对生命充满尊重与关切。他曾在 77 岁高龄单腿跪地为病人接诊，他一直住在 50 平方米狭小而拥挤的房子里，却觉得温馨而又舒适。裘法祖一身正气、两袖清风的高尚品德着实令人钦佩。曾有一位上海的年轻医生写了一本书想请他指点一二，让这名外地医生没想到的是，裘法祖竟然仔细看了他的书，并为他提笔写序。在病逝的前几个月，他将自己获得的奖金全部捐献，他不忘鼓励青年医学生们应始终践行救死扶伤的人道主义精神。裘法祖一生救死扶伤，树人树德，屡获殊荣，然而他说他最看重的却是中国医学基金会颁发给他的"医德风范终身奖"。做一个好医生，才是他一生的追求。

裘法祖从医数十年，施行手术无数，却未错一刀。他德艺双馨，有为民尽责的大家风范；他甘为人梯，有无私奉献的崇高品德；他追求卓越，有勇攀高峰的创新精神。新华网对裘法祖做出了极高的评价，称他不骄不矜，平淡自然，"用一生诠释了爱的含义，他的科学态度、技术特色、道德情操和人格风范影响了几代人"。

67

苏鸿熙:"赤脚医生"路,家国天下医

△生平简介

苏鸿熙(1915—2018年),江苏铜山人,心血管外科学专家、一级教授、博士生导师、第六届全国政协委员。苏鸿熙1943年毕业于南京中央大学医学院,1949年赴美国留学,曾任解放军总医院胸外科主任。他在心血管外科学领域有多项开拓性贡献,是我国心血管外科的开拓者之一。他在国内率先开展体外循环心脏直视手术和应用人造血管进行主动脉—颈动脉搭桥手术,实现了中国外科手术革命性飞跃。"正心之始,当以己心为严师。"在几十年的"心"路历程中,他不忘初心,以精湛的医术和强烈的事业心为无数病人解除了"心"痛,他就是曾被人调侃为"赤脚医生"的苏鸿熙。

△医德小故事

"南大六年学医路,毕业踏上抗战途。赴美留学梦成真,幸得市长相帮扶。客轮载我赤子情,祖国恩情心中驻。藉此小诗明鸿志,学成归来酬故土。"苏鸿熙的这首诗深切地表达了他们那一代人的报国志向和家国情怀。1949年中华人民共和国成立,在南京中央大学任教的苏鸿熙等四人获得赴美留学资格。党组织在慎重考察后,决定同意他们的留学申请并深情寄

语："一同回来搞建设!"苏鸿熙得知后跳到花坛上,激动地指挥,四人一起高唱:"起来,不愿做奴隶的人们,把我们的血肉筑成我们新的长城……"

7年后,苏鸿熙掌握了当时世界上最先进的体外循环手术技术,成为颇有声望的心脏外科医生。苏鸿熙拒绝留在美国,坚持要回到祖国,因此被美国政府列为同钱学森一起的50名中国最优秀留学生之一,被限制离境回国,并受到各种调查和监视。最终苏鸿熙在辗转漂泊了6个国家后,在1957年回到了祖国的怀抱,他也因此被誉为"医学界的钱学森"。

苏鸿熙心系病人,一心只为治病救人。一天夜里,有一个病人需要急救,接到电话的苏鸿熙二话不说,没穿袜子,蹬上鞋子就往外跑。去的路上有个楼道很黑,着急去救治病人的苏鸿熙连鞋子掉了一只也没发现。手术结束了,病人因抢救及时活了下来。这时人们才发现苏鸿熙只穿了一只鞋子,另外一只脚是光着的。然后就有人调侃他是"赤脚医生",苏鸿熙却笑笑说:"我这是半赤脚,我那只脚还穿着鞋呢。""赤脚医生"的称号便从此流传开来。

苏鸿熙医术高超,始终以科学严谨的态度对待医学。在解放军总医院,同事们眼中的苏鸿熙不仅是一位医术高超的心外科专家,更是一位对病人极其负责的仁医。有位病人体外循环手术后,苏鸿熙需要观察他的排尿量,以判断其体内循环是否趋向好转,但是病人的接尿瓶在床底下,苏鸿熙就整个人趴在地上,用目光平视液面准确读出瓶子上的刻度,而那时的苏鸿熙已经是年近六旬的老专家了。

曾有记者问过苏老这样一个问题:"苏老,您放弃优越生活回国,后悔过吗?"苏老满眼深情,嘴唇颤抖,抬了抬他那曾经向党旗宣誓的右手说:"我……从来……没有……后悔……"这断断续续的一句话,饱含着苏鸿熙

187

对祖国母亲的热爱,对党的那一份忠诚和对国家民族的一份坚守;饱含他吟唱国歌时的慷慨激昂,回归故土时的热泪盈眶和一直留存在心底的初心。

邓铁涛：抗疫战"非典"，扬我华夏医

△生平简介

邓铁涛(1916—2019 年)，广东省开平市人，出身于中医家庭，是首届国医大师之一，广东省名老中医，内科专家。他曾任广州中医药大学终身教授、博士生导师、中华全国中医学会常务理事。面对中医事业荆棘塞途，邓铁涛从青年时凭万字文章为中医发声到年老时上书中央，他心中始终坚信：我是为中医而生的人！邓铁涛潜心研究中医理论，着手以中医解决世界性难题——重症肌无力，带领中医抗击"非典"，提出"五脏相关学说""脾胃学说"等。同时他还跨界收徒弘扬中医，使中医学的内涵建设上升到新的高度。他著有《学说探讨与临证》《耕耘集》《邓铁涛医话集》等，深受医学界的重视。

△医德小故事

医者唯怀仁德之心方能领悟医学之意。2003 年，在一家医院的重症监护室里，一对夫妇拔下了罹患重症肌无力的年仅 12 岁孩子的呼吸机，孩子很快就因呼吸困难而命悬一线。经了解，原来这对夫妇为救孩子已耗尽所有，迫于无奈才有如此做法。遇到此事，邓铁涛二话不说，立即放下手头工作前去 ICU 看望孩子。安顿好孩子父母之后，看着孩子骨瘦形销，蜷缩在病床上，邓铁涛心里很不是滋味。他要求医护人员以鼻饲保证孩子的营养供给，又要求为其重上呼吸机，并且这一切的费用都由他承担。在系统的治疗下，孩子病情逐渐好转最终康复出院，一家人开心地返回老家。很快邓铁涛的善举轰动病人全村，大家无不敬佩其至德仁心。

2002 年末，广州暴发了一种烈性传染病，后定名为"非典型肺炎"，简称"非典"。这时 87 岁高龄的邓铁涛临危受命，他认为中医药可以治好它，然而这一想法却受到外界的质疑。2003 年初的一个清晨，邓铁涛的弟子邹旭在接其会诊途中请求邓铁涛救治自己的妻子，他的妻子感染"非典"已经 3 天，高热不退。邓铁涛在听过病人的病情症状后，建议用中药治疗。采用邓铁涛的治疗方法几天后，邹旭妻子的病情有了明显好转。之后邓铁涛便执笔为文，为中医抗击"非典"提供参考。面对首次发生的传染病，邓铁涛将他诊治邹旭妻子的病案作为依据，证实中医的确可以战胜"非典"。邓铁涛坚信"非典"对于中医来说，既是挑战也是机遇。在广州中医药大学第一附属医院的极力抢救下，"零转院""零死亡""零感染"的成绩说服了许多反对中医的人。医道漫漫，难免有撞礁搁浅，诡谲漩涡，然而"千淘万漉虽辛苦，吹尽狂沙始到金"，邓铁涛以实际行动让中医重新焕发生机和活力，也让中医人重拾自信继续前行。

2019 年 1 月 10 日，闪耀在中医界的一颗巨星陨落，邓铁涛临终前嘱咐："我留给儿孙最大的遗产是仁心仁术，全心全意为人民服务。"生命将尽，邓铁涛心之所系依然还是广大人民。悬壶济世 80 余年，邓铁涛磨砻淬砺，行医御药事必躬亲，他用自己的实际行动践行中医文化腾飞的梦想。"杏林长春，愿岐黄薪火传承，中医学术生生不息！"这便是百岁国医大师邓铁涛的世纪中医梦。

69

胡佩兰：厚德博学志，问心无愧归

△生平简介

胡佩兰（1916—2014 年），河南省驻马店市汝南县人，我国著名心血管病专家胡大一的母亲。1938 年，胡佩兰以优异的成绩考入河南大学医学部，并于 1944 年毕业。1986 年，70 岁的她才从郑州铁路中心医院妇产科主任的职位上退休，不过她退休后又坚持出诊 28 年。从 2005 年开始，胡佩兰先后捐出 7 万余元退休金和坐诊收入，8 年间捐建了 50 余个"希望书屋"。2013 年，97 岁高龄的胡佩兰医生入选"感动中国"年度十大人物。

△医德小故事

胡佩兰患有严重的腰椎间盘突出，平时只能坐在轮椅上。2013 年，胡佩兰突发心脏病，在抢救成功的第二天，她依然坚持到医院坐诊。她凭借丰富的理论知识和救治经验，平时看诊从不借助仪器，慕名而来的人很多，她也每天都坚持把病人看完才下班。不仅如此，她给病人看病时十分温柔且有耐心，给病人开的药很少有超过百元的。她经常说："医患关系搞不好是因为交流不够，医生只要对病人认真负责了，病人也自然会对医生极力配合，不管面对哪一个病人，都要把他当成自己的第一个病人来对待。"高龄的胡佩兰腿脚、记忆力和听力都不行了，但她还是坚持坐在轮椅上，戴着听诊器给病人看病,有时实在听不清了,就由旁边的学生将病症转述给自己。虽然记忆力不好,但她仍能清楚地记得病人的病情。就这样,胡佩兰退休后仍然在社区坐诊 20 年,每周风雨无阻坚持坐诊 6 天,开药很少超过百元。在生命的最后,她留给世人的最后一句话竟是:"病人看完了,回家吧。"

2013 年央视"感动中国"十大人物给胡佩兰的颁奖词这样写道:"技不在高,而在德;术不在巧,而在仁。医者,看的是病,救的是心,开的是药,给的是情。扈江离与辟芷兮,纫秋兰以为佩。你是仁医,是济世良药。"高度赞扬了胡佩兰在平凡岗位坚守一生的坚贞与仁爱。有一首礼赞胡佩兰的诗这样写道:"术可回春堪炼石,仁能铸鼎自熔金。秋兰为佩芷为簪,医除疾患留天健。"胡佩兰以实际行动诠释了全心全意为人民健康服务的宗旨。她心系群众、济世救人的大医情怀,她清正廉洁、两袖清风的高尚品德,她克己助人、无私奉献的优秀品质都镌刻在为人民健康服务的医学丰碑上。

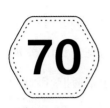

叶惠方：妇产奠基人，倾力为苍生

△生平简介

叶惠方(1916—2017 年)，广东台山人，中国著名的妇产科专家，毕业于北京协和医学院，是"万婴之母"林巧稚的爱徒，也是中国人民解放军妇产科事业的奠基人。她毕生致力于中华人民共和国妇产科事业的发展，在国内首创"无痛分娩法"，推行"产房一切为了病人"的无声运动，并创下当时北京市剖宫产率最低纪录，在国内率先开展妇产科免疫学及遗传学研究。叶惠方的多项成果获得国家、军队科技大奖。除此之外，她还主编翻译医学专著 20 余本，为后世医者学习提供了便利。

△医德小故事

一生淡泊名利、默默奉献的叶惠方迎接了无数的新生命，却把自己最后的归宿计划为"遗体捐献"。"一个人不能选择历史，但可以选择自己的追求"，这是百岁老人叶惠方常说的一句话，这句话也是对她一生经历的高度概括。回首战火纷飞的年代里艰难的求学路程，若非拥有坚定理想信念的人是不可能做到的，叶惠方从燕京大学考入北京协和医学院，再到拿到"毕业证书"，耗时 14 年，辗转数省，跋涉几万里。支撑她的信念便是学好医学，报效祖国，为中国的妇女健康事业服务。

　　叶惠方待病人皆如至亲之人,尽显医家风范。叶惠方曾遇到一位患有先天性肛门闭锁的病人,该病人家境贫寒,她便让其一家都住在自己家里,并为他们提供吃住和医疗费用。第一次手术结束后,由于是假肛,因此病人常常大便失禁,且气味难闻,即便如此叶惠方也丝毫不在意,令病人感动不已。第二年病人来做二期手术时,一家三口再次住进了叶惠方的家,经过一个月的治疗,病人终于顺利康复。出院时,病人一家都泪流满面,长跪在她面前,久久不愿起身。另有一位因便秘而烦恼的病人,听闻叶惠方医术高超,遂慕名而来。叶惠方为该病人做检查时摸到其腹部有硬块,通过询问得知该病人已有一周未排便,她便细心地为病人进行治疗。一周后,该病人来复诊时已精神焕发,病色全无。

　　叶惠方为人民服务了一生,也奉献了一生。她早年离开家乡求学,但她从未忘记养育过她的故乡山水,80 余年过去了,她总想着要为家乡人民做点什么。叶惠方在同亲属商议后,决定把祖辈留下的房产无偿捐赠给广州培正中学,作为学校的发展基金。为捐出这份财产,年逾 80 岁高龄的叶惠方在 10 年中 7 次去到广州,为了不影响学校的正常教学工作,她不愿惊动任何人,独自利用寒暑假时间来回坐火车去到广州办理此事。捐赠仪式上,当叶惠方在捐赠书上郑重地签下自己的名字时,在场的人无不为之动容,面对隆重的仪式她只说了一句话:"这些事不值得宣传。"

　　"捧着一颗心来,不带半根草去",叶惠方将自己的青春和生命都奉献给了医学事业。她历经坎坷,一生清贫,却用仁心至善温暖病人,用精湛的医术为中国的妇女健康事业服务,她无私地献出自己的所有,甚至包括遗体,这是对苍生大医的最生动诠释。

71

朱良春：以神仙手眼，行菩萨心肠

△生平简介

朱良春（1917—2015 年），江苏省镇江市人，著名中医内科学家，江苏省名中医。朱良春曾任南通市中医院主任医师、教授，江苏省政协常委暨南通市政协副主席，南通市科学技术协会副主席等职务。朱良春早年拜孟河御医世家马惠卿先生为师，继学于苏州国医专科学校，并于 1938 年毕业于上海中国医学院，后师从章次公先生，深得章老真传。朱良春先生一直关心中医药事业的发展，热衷于中医的传承与弘扬，他应邀赴各地讲学，足迹遍布全国。他治学严谨，医术精湛，有丰富的内科杂病诊治经验，曾被国务院批准为"杰出高级专家"，先后授予他"全国卫生文明建设先进工作者"称号、首届"国医大师"称号。他著述颇丰，著有《朱良春用药经验集》《虫类药的应用》《章次公医案》《医学微言》等医书。

△医德小故事

朱良春在医学上有着自己的追求，他勤学好问、刻苦学习，坚定地走济世救人之路，矢志不渝。1934 年，朱良春因患肺结核而休学一年。这一年中他没有因身患疾病而整日忧思惶恐，也没有仅仅停留在医治疾病，而是把主要精力放在对未来人生道路的选择上。最后他决定放弃商业中学的学习,转而学习中医,他想要成为一名"济世活人"的当代良医。在用中医药治疗了近一年后,他的结核病终于痊愈。这是朱良春人生中的一个重要转折,也是中医历史上经常发生的"久病知医""久病成医"历史佳话的再现。就这样,朱良春开始走上中医之路,他努力学习医学理论知识,广泛阅读医籍名方。后来,他不满足于"医道已了"的抄方,而是转学到章太炎任校长的国医专科学校,去接受中医现代专门教育,进行系统的医学理论学习。随后抗战爆发,很多同学都因此而失学,或者自己创业谋出路,而朱良春则继续他的求学之路。1937 年 11 月淞沪抗战的硝烟还没有散尽,朱良春历经千辛万苦只身来到上海找到章次公先生,并凭借其对中医的虔诚之心及对学术严谨认真的态度成为章先生的得意门生。

196

儿女性情英雄肝胆,神仙手眼菩萨心。在朱良春先生看来,一个医生能做到这样才是一名好医生,而要做到这些,唯有继承和创新。朱良春先生家中会客厅的墙上挂着一副字"发皇古义,融会新知"。这八个字的含义为行医做事要充分弘扬和发挥优良传统,同时跟上时代的脚步不断学习和吸纳新知识,为我所用。这是其恩师、一代中医大家章次公先生送给他的。朱良春在其漫长而不凡的医学生涯中也将这八个字贯穿始终,作为赫赫有名的国医大师,朱良春以此治学、治医、治家。在他的熏陶下,晚辈们不仅在医术上承其衣钵,更继承了"发皇古义,融会新知"的座右铭,并将这八个字的精髓不断发扬光大。

"执菩萨戒,学菩萨行",朱良春老先生一直以一颗佛心普济众生,他以治病救人为己任,时刻关心病人。在北京和上海这样的大都市,一般医生的诊费通常较高,朱良春的诊费却只有 15 元,特殊诊费也才 50 元。别人对他的行为十分不解,对此他坦然说道:"到了我这个年纪,看病不是为了钱,体力可以的话就多看一点。"朱良春老先生曾收治过四位患尿毒症的病人，他们分别来自哈尔滨、湖南、河北与南通本地。其中，来自哈尔滨的病人病症最重，他病至春节也未能康复，大年夜时朱良春与医护人员还同他一起包饺子陪他过年。有一次，91岁高龄的朱良春老先生赴郑州讲学，期间他听闻山东武城县有位胰腺炎病人几日水米未进，病情危重，他不顾亲友的劝阻，坐了5个小时的汽车赶赴武城县为该病人进行治疗。

朱良春"久病知医"继而"久病成医"，从此走上了行医救人之路。对于医学他有着一颗虔诚执着之心，他刻苦钻研医学知识，积极进行医学实践，继承并发展中医药事业。他对病人有一副菩萨心肠，降低诊费只为医治更多病人，不顾高龄长途跋涉只为救治危重病人。"偏于一隅而名闻天下者，朱良春也。"这是世人对朱良春的评价。他的老师章次公曾送他一方印章"神仙手眼，菩萨心肠"，这也是朱良春一生的真实写照。朱良春常说："中医不仅是一种谋生手段，更是一种仁术。"这位心似佛而术近仙的医者，用他无私虔诚的心诠释了中医的真谛！

72

黎秀芳：护理奠基人，矢志为人民

△生平简介

黎秀芳（1917—2007年），祖籍湖南湘潭。她一生曾6次申请入党，执着等待了26年，直到61岁才实现夙愿。她有68位亲人旅居海外，自己却孑然一身奉献在祖国的西北大地。她用一腔热血和毕生奋斗创立并完善了"三级护理"制度，开我国现代科学护理事业的先河；她一生未婚，却拥有一个温馨和谐的"大家庭"和数不清的"儿女"。她就是我国著名护理专家、护理事业的先驱和奠基者之一、全军首位"南丁格尔奖"获得者、兰州军区兰州总医院专家组成员黎秀芳。

△医德小故事

1948年，黎秀芳的父亲赶到兰州想接她和家人一起迁往台湾，却遭到了黎秀芳的拒绝，她说："作为女儿，我很想跟您走，但是作为校长，学生需要我；作为护士，病人需要我；作为护理部主任，医院需要我，所以我不能走。"就这样父亲及家人踏上了去台湾的路途。当时，31岁的黎秀芳在告别家人时泣不成声，她万万没有想到这一面竟是永别，此后黎秀芳和家人便失去了联系，她独自一人在西北高原献身于祖国的护理事业。

抗日战争时期，从国立南京中央高级护士学校毕业的黎秀芳，曾眼睁睁地看着许多在战场上受伤的军人因护理工作没能及时跟上，医生还未为他们进行治疗便抱憾离世。因此，为了能挽救更多的伤病员，黎秀芳像"提灯女神"南丁格尔那样，白天精心照料伤病员，夜里手持油灯巡视病室。1942 年，黎秀芳来到兰州创办了我国西北地区第一所高级护士学校。1966 年"文革"期间，黎秀芳曾遭受过不公平的待遇，被批斗、游街，但她仍矢志不渝地跟随中国共产党的脚步，坚定不移地跟党走。1969 年，她被下放到医院工作，期间她服从党的安排，埋头苦干。后来，黎秀芳因其高尚的品质与过硬的专业技能获得了国际医学护理界的最高荣誉——南丁格尔奖章，这枚小小的银色奖章正面刻有南丁格尔的侧身像，反面则镌刻着黎秀芳的座右铭："永志人道慈悲之真谛"。

护士与名医不同，他们没有流传千古的药方名著，也无法成为被方圆几十里人们所熟知的妙手医家。黎秀芳每日做着最普通的护理工作，她在为病人奔走间奉献了自己的青春，即使在艰难时期，她依旧矢志不渝，只为呵护每一位病人，守护他们直到其康复。这样的无疆大爱理应被众人铭记！黎秀芳的一生是一本厚重的教科书，她为护理事业做出的突出贡献不仅属于军队，属于中华民族，也属于全人类！

73

张丽珠：试管创生命，胆识皆过人

△生平简介

张丽珠（1921—2016 年），白族，出生于上海，云南大理人，中共党员，毕业于上海圣约翰大学，获得医学博士学位。张丽珠是中国著名妇产科医学专家、北京大学第三医院妇产科创始人、生殖医学中心名誉主任。她是中国大陆首例试管婴儿的缔造者，被誉为"神州试管婴儿之母"。张丽珠主编的书籍有《中国大百科全书妇产科分册》《妇产科经验教训 101 例》《临床生殖内分泌与不孕症》，并参加编写《临床妇产科学》《人类生殖调节图谱》《中华妇产科》等多部著作。1991—1995 年，张丽珠任中华医学会妇产科学会副理事长、《中华妇产科杂志》副主编、《中华医学杂志》英文版编委。2016年 9 月 2 日 18 时 19 分，张丽珠因病医治无效逝世，享年 95 岁。

△医德小故事

1988 年 3 月 10 日，随着一声婴儿响亮的啼哭，这一天被牢牢地印记在中国医学史上。就在这一天，由我国著名妇产科专家张丽珠培育的中国第一例试管婴儿在北京大学第三医院的手术室里诞生了。在今天的大环境下，试管婴儿已经成为大部分不孕不育家庭的最佳选择。但在当时的国情下，我国刚刚实行了计划生育，许多人对她进行的这项研究仍持质疑态度：

国家实行计划生育，为什么还要研究试管婴儿呢，这不是要跟国家对着干吗？但是张丽珠并没有因外界的质疑而停止研究。在研究了相关文献后，她认为计划生育政策在提倡人们少生优生的基础上，还应该帮助人们治疗不孕不育症，因此她更加坚定了自己的决心，毅然开展了这项当时尚存争议的研究。

　　1987年5月，一位渴望做母亲的乡村女教师从甘肃来到北京找到张丽珠，希望她可以帮助自己实现成为母亲的愿望。她叫郑桂珍，结婚20余年却一直没有孩子，为此她十分苦恼，一直期待有一个自己的孩子。经过仔细检查，张丽珠发现她双侧输卵管堵塞，且患有结核性盆腔炎。张丽珠十分理解病人的迫切心情，便一边为她积极治疗盆腔疾病，一边开始做试管婴儿技术的研究。当时的研究条件十分艰苦，由于没有专业的实验室，科研人员只能将刚提取出来的卵泡送到专门的提取卵子的地方进行下一步操作。没有培养液就按照需要的成分来配制，再调整合适的pH和温度，实验需要的器皿也是用到实在不能再用了才更换。即使是在这样艰苦的条件下，张丽珠和她的团队依然研发出了试管婴儿技术。1988年3月10日，当医生小心翼翼地把婴儿送到产妇郑桂珍身边时，郑桂珍含着泪水频频点头。一直守候在产房门外的郑桂珍的丈夫左长林听到第一声婴儿的啼哭时，他兴奋得不能自已，反复地说："谢谢大家！谢谢大家！"夫妇俩为女儿取名"萌珠"，"萌"是萌芽、开始的意思，因为这孩子是中国大陆诞生的首例试管婴儿，也是郑桂珍家里的第一个孩子；"珠"是为了感谢赋予女儿生命的张丽珠教授，并希望女儿的人生能够像珍珠那样闪亮。郑萌珠来到人间的第一声啼哭不仅表明一个新生命的诞生，还表明中国的医学技术取得了一次重大突破。从此，中国的生殖医学史翻开了新的一页。就在郑萌珠出

201

生不久后,中国大陆首例"配子输卵管内移植婴儿"与中国大陆第二例试管婴儿分别于 1988 年 3 月 18 日和 1988 年 5 月 27 日在北京大学第三医院相继诞生。正是因为张丽珠的坚持,中国的妇产医学技术才可以跻身世界前列。

有人可能会问,面对当时如此强大的舆论压力,张丽珠是如何坚持下来的呢?或许是不孕不育病人渴望得到孩子的心情让张丽珠有了坚持下去的动力吧!来找她看病的病人大多自卑,担心因无法生育而遭到歧视,正是因为他们的需要,才让张丽珠坚定了对试管婴儿技术的信心。张丽珠教授的一生是不懈奋斗的一生,是全心全意为病人服务的一生。她白手起家,勇攀高峰,创造了多个中国第一;她把病人当亲人,一切从病人利益出发,为无数家庭带来了福音。尽管张丽珠教授已经逝世,但她对科学的探索精神及坚强奋斗的品格仍然值得后人学习,同时她也激励了新一代的年轻人,她为中国妇产事业所做的贡献将被永载史册。

74

吴孟超：一柄手术刀，游刃肝胆间

△生平简介

吴孟超（1922—2021 年），出生于福建省闽清县，我国著名肝胆外科专家、中国科学院院士，中国肝脏外科的开拓者和主要创始人之一，被誉为"中国肝胆外科之父"。1991 年吴孟超当选中国科学院院士；2005 年获国家最高科学技术奖；2011 年 5 月中国将 17606 号小行星命名为"吴孟超星"；2012 年 2 月 3 日吴孟超光荣当选"感动中国"2011 年度人物。吴孟超最先提出中国人肝脏解剖"五叶四段"的新见解；在国内首创常温下间歇肝门阻断切肝法；率先突破人体中肝叶手术禁区；建立了完整的肝脏海绵状血管瘤和小肝癌的早期诊治体系。他主持建立了肝胆外科疾病治疗及研究专科中心，先后获国家、军队和上海市科技进步奖 24 项，发表论文 220 余篇，出版《腹部外科手术学图谱》《肝脏外科学》等医学专著近 20 部。

△医德小故事

抗日战争时期，身居海外的吴孟超为了响应党的号召，历尽千辛万苦回到国内，走上其外科医生之路。1960 年 3 月 1 日，他成功施行了中国首例肝癌切除手术。50 年间，吴孟超推动了中国的肝脏医学从无到有、从有到精地一步步发展。1999 年，他推动建立了中国人民解放军第二军医大学第三附属医院(东方肝胆外科医院、东方肝胆外科研究所),该医院是国内最大、国际唯一的肝胆外科疾病诊疗和研究中心,2011 年该医院一年收治的病人数量超过一万名,一年的手术量达到四千例。

一个好医生,眼里看的是病,心里装的是人,吴孟超正是这样一位医生,他总是设身处地为病人着想,要求医生用最简单、最便宜、最有效的方法为病人治疗。吴孟超手术时用的麻醉药和消炎药都是最普通的,缝合创面切口从不用专门的器械,他说:"用器械咔嚓一声! 1 000 多元,我用手缝合分文不要。"

1975 年春节刚过,一个挺着大肚子的男子在家人的搀扶下来找吴孟超看病。原来这位病人 8 年前腹部长了个拳头大的瘤子,去医院检查后被诊断为肝癌。两年时间过去了,瘤子越长越大,他便换了家医院检查,谁知做了个穿刺后竟引起了大出血。吴孟超确认这是一个罕见的特大肝海绵状血管瘤,检查显示,瘤子直径竟达 68 厘米。当时国外将直径在 5 厘米以上的肝海绵状血管瘤划分为"巨大",该病人的瘤子称得上是"超级巨大",而最危险的是肿瘤破裂会引起腹腔急性大出血,可导致死亡。吴孟超带着助手查阅了国内外大量资料,在反复推敲后,他制订了周密的手术方案,这个方案后来被肝脏外科界奉为经典。考虑到手术难度高、风险大,学校和医院调集了 15 个科室共 40 余名医务人员全力配合吴孟超,历时 12 个小时才顺利完成手术。36 年过去了,这位病人依然健康地活着。

吴孟超说:"我看重的不是创造奇迹,而是救治生命。医生要用自己的责任心,帮助一个个病人渡过难关。"吴孟超一生爱国爱党,他说:"我这一生有三条路走对了:回国、参军、入党。" 2006 年 1 月 9 日,在北京人民大会堂召开的全国科学技术大会上,吴孟超获得国家最高科学技术奖,84 岁的吴孟超又一次热血沸腾:"要让中国肝胆外科站到世界最前沿!"

一柄手术刀,游刃肝胆间。正像"感动中国"推选委员胡占凡评价的那样:"吴孟超总以无尽赤忱善待病人,以赤子之爱对待肝胆外科事业。医者仁心,一个伟大的医者,不仅凭医术,更凭仁爱感动世人,吴孟超先生,是当之无愧的医学泰斗。"

75

郭春园：继正骨绝学，怀无疆大爱

△生平简介

郭春园(1923—2005年)，河南洛阳人，我国传统正骨四大流派之一"平乐郭氏正骨"的第五代传人。郭春园从医60余载，参与创建了3家医院，被认定为全国500名著名老中医之一。他撰写出版了我国第一部骨科专著《平乐郭氏正骨法》，并在其著作《世医正骨从新》中展示了郭氏医术。他带出了近200名高徒，在古稀之年又无偿献出13个秘方。他集秘方、正骨医术及60多年骨科治疗经验于一身，被国内同行专家赞誉为"中华骨魂"。

△医德小故事

郭春园心怀大爱，不顾自己的安危，一心只为救治病人。在医疗条件落后的年代，郭春园在X线下25年不戴防铅手套，徒手为病人治疗。作为医生，他比谁都清楚长时间不加防护地在放射线下工作，会对自己的健康产生怎样的危害，但是如果他使用防护手套为病人治病，就无法达到百分之百复位的要求。郭春园的无私奉献得到了病人的感激、同行的敬佩与人民的敬重，不幸的是，他患上了癌症。他不是不知道徒手接触X线的危害，也不是不知道不及早切除病灶的后果，他只是更清楚作为一个满怀仁心的医者的责任与担当。1982年，他的左手食指因长期遭受X线照射而开始溃烂,伤口长期流血化脓。为了防止癌变,同事们都劝他尽早截掉左手食指,但他认为自己作为一个正骨医生,截去食指就无法给病人正骨。就这样,癌症找到了他,也带走了他。

作为"平乐郭氏正骨"的第五代传人,他本可以守着秘方为自己、为子孙创造更大的利益,却把13个秘方无私地奉献给了国家。一位因为车祸而导致左腿粉碎性骨折的病人,辗转数家医院诊治,医生都建议截肢,最后他来到了郭春园所在的平乐医院。郭春园用秘方为该病人进行治疗,最后成功地保住了病人的左腿,改变了这个年轻人的命运。

郭春园的不仅名气大,医术高明,还不慕名利,一心为病人着想,找他看病的人很多,郭春园也用其高超的医术救治了数不清的危重病人。多年来,许多病人为表达对郭春园的感激之情给他送红包,但是他都婉言拒绝了,实在退不掉的红包就上交。同时在他的倡导之下,医院成立了"特困患者救助金"。

深圳平乐骨伤科医院始终坚持"能吃药的不打针,能保守治疗的不开刀,能开小口的不开大口"的治疗原则。院内医务人员通过不断学习和引进骨科领域先进的治疗技术,形成了一套独特的中西医结合治疗骨伤疾病的科学疗法。郭春园根据其60余年的临床经验,开发出治疗骨病的13种中药制剂。2002年,78岁高龄的郭春园做出了一个惊人的决定,那就是放弃专利权,不要一分钱提成,将13种验方的专利权全部捐献给国家。郭春园说:"时代变了,谋生也不像以前那么难了,应该让这些宝贝发扬光大。否则,处方藏在抽屉里,那只能成为文物。捐出来,让更多的医生掌握,挽救更多的生命,那才是真正的财富。"即使是在古稀之年,他每天也是提前一个小时上班,晚上八九点钟才下班,郭春园从医60余载,始终坚守在自己的工作岗位上，直到生命的最后一刻。

郭春园作为一名医者，把真心交给党和病人，不求名利，不骄不躁，全心全意为病人服务。"医者父母心"是他一生奉行的宗旨，他也时时按照"医者仁心"的原则要求自己。郭春园真乃"大爱无疆，正骨之魂"！

76

任继学：创中医急诊，建不朽功业

△生平简介

任继学（1926—2010 年），吉林扶余人，首届国医大师。任继学于 1945 年从事中医临床工作，是吉林省名老中医、中医急诊学开拓者，于 1990 年起被国家确认为首批、第二批、第三批全国老中医药专家学术经验继承工作指导老师，享受国务院政府特殊津贴，也是白求恩奖章获得者。2009 年，他被国家人力资源和社会保障部、卫生部等评为首届"国医大师"。在学术方面，主要从事中医急诊医学体系和中医疑难杂症的研究工作，是中医急诊学的开拓者。他主编的《中医急诊学》填补了我国在中医急诊学方面的空白，推动了我国中医急诊学的发展。任继学发表学术论文百余篇，攻克过许多国家重点课题，研制出十余种新药，为中国的医学事业做出了重要贡献。

△医德小故事

任继学医术卓然，对待病人亲切和善，找他求医问药的病人络绎不绝，甚至平时在家吃饭、夜间睡觉时都会有病人上门求治。但是他从不埋怨，总是热情地接待病人，为他们提供最好的治疗，病人及其家属常常为此感动得热泪盈眶。对于那些经济困难的病人，任继学经常免费为他们看病，遇到忘带钱或者带钱不够的病人,哪怕不收钱也要救治病人。某年夏天,一对夫妻领着患肝病的儿子来就诊,可是没有挂上号。这位老父亲便一步一步将儿子背上了楼。任继学知道后于心不忍,便赶紧让他们进来看病。在与病人谈话中他得知病人父母都是以种地为生,家境贫寒,于是他便让学生拿着自己的钱去抓药。他们走时,病人的老父亲用他那双布满老茧的双手握着任继学的手,一直重复着"大夫,谢谢、谢谢……"事后,任继学还让学生常去送生活费给他们。他就是这样一个一心为民、一生为民的精诚大医。

任继学治病的一个特点是突出中医简、便、效、廉的优势,他曾说:"多数病人不富裕,给病人治病应尽量用最有效且便宜的药物。"例如,曾有一位病人患带状疱疹,辗转多处医治都没有明显的效果,于是她找到了任继学。任继学为其检查后让她用马莲草熏洗外敷,马莲草既便宜又有效。果不其然,该病人的病情很快好转。

任继学在20世纪50年代就主张心、脑分论分治。他认为,古代中医就明确了心、脑功能,即心有血肉之心和神明之心之别。故任继学依据他的脑髓理论和对脑病的深入认识,治疗中风疗效甚佳。曾有一位出血性中风的病人,西医专家会诊后均认为该病人的生存希望不大,任继学听说后决定亲自查看,他应用自己创立的"破血化瘀,泄热醒神,化痰开窍"疗法对病人进行急救。病人在昏迷72小时之后苏醒了,两周后便能够说话了,一个月后便恢复了健康。任继学这种疗法具有创新性,经临床检验治疗效果较好,他也因此获得了国家科技进步奖。

此外,任继学在教育方面也颇有建树。他为人师表、悉心育人,培养了一批又一批的中医人才,带出了一个团队,创建了一个学科,影响了一代人。任继学对待教学严谨认真,一丝不苟。他备课时字斟句酌,再三推敲。其课程设计突出中医特色,对中医现代化问题予以重视并加以思考。他上课从来不带教案,手持一本线装医书便走上讲台,语声高亢,直奔主题,一堂课下来条理清晰,难忘而易记。他允许别人探讨和评价中医理论,但容不得别人讥讽侮辱中医。任继学对学生严格要求,重视培养他们的实践能力。在临床教学实习中,他有目的地让学生独立接诊病人,积累实践经验。但他对学生又不失疼爱,任继学一旦外出,就会抽空到书店去,自己掏钱给学生买书。但凡自己读书有所领悟,便会把学生召集到家里上课,分享心得。就是这么一个既严厉又重情的老先生,培养出一个又一个基础扎实、勤勉尽责的中医骨干。师严而后道尊,学人仰止,虽畏而更爱之。

任继学大师积极推动中医药现代化,进行中医理论的创新,获得了国内外一致认同和赞扬。为了中医药学术的发展,他甚至没有时间顾及自己的身体,直至因病离世。对任继学而言,中医就是他的全部,他心中坚持中医的信念不曾动摇。他不忘学医之初心,牢记医者之使命。这一件件、一桩桩生动的事例无不在向我们展现任继学老先生用一生去做的事情——不断推动中医学术进步,弘扬中医文化精神,让中医药为人类健康事业发挥更大的作用。

77

强巴赤列：守无上善心，继藏医绝学

△生平简介

强巴赤列(1929—2003 年)，藏族人，我国著名藏医药学家、天文历算学家。强巴赤列于 1947 年起从事藏医临床工作，曾任中国科协副主席、西藏自治区科协主席、自治区藏医院院长等职务，曾任《中国大百科全书》传统卷编辑委员会顾问、《中国医学百科全书·藏医分卷》副总编、《西藏历算学总汇》主编。他先后编写有关藏医藏药和天文历算方面的论文 80 余篇、论著 8 部、教科书 13 种，尤其是他主持编写的《四部医典彩色挂图全集》(藏汉、藏英版)被誉为国内藏医界第一部教学彩色挂图，他的《历代藏医名人传略》《四部医典形象论集》填补了藏医这方面的空白。强巴赤列还对藏文历书《时轮历精要》做了认真细致的修订，并编写了《西藏天文历算学简史及气象经验》和《几年来的历算工作总结》，他出版的著作《四部医典 80 幅彩色挂图释难蓝琉璃之光》被业内人士称为 21 世纪藏医论著的里程碑。

△医德小故事

强巴赤列经历了中华人民共和国成立前的几个黑暗时期，但无论当时社会多么混乱，他仍然保有一颗对医药文化的赤子之心。自 1947 年起，强巴赤列从未离开过临床，他攻克过很多疑难杂症，一直为医药事业不懈奋斗着。

强巴赤列一直以虔诚的态度学习藏医药文化,并在老师的指点下每天黎明即起,背诵、听课、答辩,很少有空闲时间。历经 9 年,他学完了藏医藏药、天文星算、藏语音学等藏医必修课程,这为他日后的医学道路奠定了坚实的文化根基和专业基础。直到古稀之年,他仍能清楚地背诵十万字的《四部医典》。在学医期间,他的老师钦绕诺布经常带着他到贫民地区为穷苦人民免费治病,年幼的强巴赤列深深感受到了贫富的悬殊和社会的不公。老师常对他说:"病人是医生的儿女,医生对于所有的病人都应该一视同仁,有钱给治,没钱也要给治;当官要治,乞丐也要治。"老师的教诲他一直牢记心头,在日后的行医过程中,无论是对待达官显贵还是身无分文者,强巴赤列对待他们的态度始终如一,许多人把他视为"活菩萨"。

213

1974 年藏医学校开办,但因缺少教师和教材,强巴赤列便承担起编写教材的艰巨任务。他需要编写包括基础学、生理学、药理学、诊断学、病理学、内科学、外科学、五官学、妇科学、儿科学、药剂学共 11 门课程的教材。在那段时间里,强巴赤列成天只有 3 件大事:读书、思索和编写教材。他经常靠微弱的灯光工作直到夜里两三点钟。由于经常要在半夜工作,研读那些发黄的木刻书、细小如针尖的挂图说明和一行行蝌蚪般的藏文,他的眼睛开始肿胀、流泪,有时就像针刺一般疼痛。他本可以住院接受治疗,可是一想到 100 余名学生的学业和十余个教师的授课需要教材,他于心不忍,便打起精神,强撑着病体继续编写工作。两年时间的深夜劳作使他的右眼无可挽回地失明了。

1980 年,强巴赤列刚刚恢复医学院院长一职,便立即向当地政府建议要重视老藏医,抢救医学遗产、建天文星算研究所、建现代化藏药厂、健全藏医药研究所、在西藏大学增设藏医系、搜集整理出版藏医古籍等,努力促进全区藏医事业的发展。在强巴赤列的带领下,藏医系后来扩展为藏医学院。花甲之年的强巴赤列,最大的心愿仍然是希望看到藏医药能够得到进一步发展,让祖国医学宝库中藏医学这枝奇葩在青年人手中越开越艳。今天,藏医药事业蓬勃发展,这与中央对藏医的关怀及强巴赤列的努力是分不开的。

强巴赤列从青灯苦烛中走来,他一手捧着传统,一手牵着未来,他为藏医药发展开启了新的一页。他论著上百,弟子近千,活人无数,集藏医药古老的智慧于一身,以开放的姿态引进西医,又以坚守的姿态护卫传统。强巴赤列以其坚韧的品质与严谨的学术态度为藏医药发展做出了不可磨灭的贡献,他继往开来,初心不改,值得后世医者奉为楷模!

78

胡皓夫：祛病非针剂，凡尘有天使

△生平简介

胡皓夫（1930—2018 年），浙江省龙游县人，中共党员。胡皓夫 1954 年毕业于山东医学院医学系儿科专业，曾担任河北省儿童医院名誉院长、教授、主任医师、研究生导师，兼任卫生部儿童急性呼吸道感染专题委员会委员，卫生部抗生素合理应用全国普及计划专家，中华医学会医疗事故鉴定专家，中华医学会预防注射意外事件鉴定专家，中华儿科学会第十一、第十二届委员，《中华儿科杂志》第八、第九、第十、第十一届委员。胡皓夫同志也是《中国急救医学》《中国小儿急救医学》《临床儿科杂志》《儿科药学杂志》《中国医药》《中华综合医学杂志》《中华现代儿科杂志》《国华医学创新》的编委。

△医德小故事

胡皓夫出身于浙江省龙游县庙下乡一个中医世家。他的家乡翠竹满山野，想必正是这样的环境铸就了他坚韧无私的品格。胡皓夫的父亲是名中医，平日里总是向他灌输一些"医乃仁术""不为良相，但为良医"的思想，并告诉他许多做人的道理。他曾目睹许多家庭为了给孩子治病，不仅花光积蓄，还负债累累，甚至倾家荡产。每每见到这样的场景，胡皓夫的同情之心就会油然而生,这样的感受让他最终确立了行医治病的人生目标。

1951 年,胡皓夫考入了山东医学院医学系儿科专业,并于 1954 年以优异的成绩毕业。胡皓夫作为该专业的优秀毕业生、共青团员、学生会干部,组织上有意让胡皓夫留校任教或将其分配到上海工作,然而他却做出了第三种选择:支援鞍钢,到基层第一线去!自此,胡皓夫先生开始了他治病救人的医者生涯。

1956 年,当地暴发了麻疹,疫病肆虐,严重威胁着人民的生命安全,死亡率高达 20%!在一众医师都束手无策之时,胡皓夫主动请缨要求负责主管麻疹病房。他大胆提出使用毒毛旋花子苷 K,纠正了合并肺炎导致的心衰,成功击退了病魔,挽救了许多病人的生命。接着他又在流脑暴发时坚守在最前线。要知道,在当时流脑可是一种传染性很强的疾病,胡皓夫却无所畏惧,因为在他心中病人的生命才是最可贵的。作为鞍钢医学院儿科教研组组长,他对 300 余例小儿急性死亡的原因进行了研究;作为华山冶金医学专科学校附属医院儿科主任,他又对 300 余例重症肺炎患儿进行了系统的临床分析。在河北省儿童医院,他对 50 年来我国重症医学变迁、小剂量肝素在儿童危重症中的应用、小儿畸形呼吸道感染、小儿危重急症思维的建立、小儿抗生素的合理应用等项目均做了研究并在杂志上发表相关成果。

胡皓夫有很多头衔,其中最特殊的一个是一位患儿和其家长自发授予的"不打针爷爷"。胡皓夫从 1989 年开始基本上就没给孩子打过针,尤其是五岁以下的小孩。因为他认为打针部位不准确可能会损伤神经,从而引起其他症状,消毒不严格的还会造成感染。不仅如此,胡皓夫也很少给孩子输液,他对抗生素的应用十分慎重。对病毒性感染引起的疾病他基本不用抗生素,细菌感染如果不是重症,他也不主张几种抗生素联合应用。对于儿童用药,他强调必须遵循"安全、有效、方便、经济、及时"的原则,他在临床也正是这么做的。他曾经用八毛钱的口服液治好了一个小孩的高热。他认为药不是越贵越好,合适的才是好药。身为享受国务院政府特殊津贴待遇的专家,胡皓夫的挂号费一直仅需 9 块钱,只为给病人省钱。当时的河北省卫生厅曾为他特批了 30 元的特需专家挂号费,他得知后马上拒绝,后来他也一直坚持普通专家的 9 元挂号费。他说,查房时常能看到农村的家长就着咸菜吃馒头,为的是省钱给孩子看病。省下 20 元挂号费,他们就能给孩子多买些营养品。

胡皓夫一心为病人,他将自己的一生都献给了医学事业。尽管辞世时胡皓夫已经是 88 岁高龄,但他仍然坚持每周出诊两次;尽管身患多种疾病无法正常行走,他仍旧让家人用轮椅送他到工作岗位上。他每天早上 7 点多出诊,直到看完最后一名病人才下班。胡皓夫先生曾当选 2011 年"感动河北"年度人物,央视《新闻 1+1》专门进行了报道。他的相关事迹先后入选《世界人物辞海》《中国当代科技名人成就大典》等,他的医德医品为很多人敬仰。

身为医生首先要对得起病人对自己的信任,俗话说"德不近佛者,不可以为医;才不近仙者,不可以为医",作为医学界的泰斗级人物,作为孩童们敬爱的"不打针爷爷",用这句话来形容胡皓夫先生再合适不过。健康所系,性命相托,胡皓夫怀有一颗为病人着想、无私奉献的仁心,维护病人的健康正是他作为医者无悔的追求!

79

华益慰：常怀至亲念，不负生之托

△生平简介

华益慰（1933—2006年），湖北省浠水县关口镇华咀村人，出身于医学世家，1950年从南开大学毕业被保荐到北京协和医学院燕京大学医预系。他先后参加支援西藏医疗队、辽宁海城抗震救灾、唐山抗震救灾等重大任务。他曾是中华医学会外科学会第十二届委员、第十三届常委。他致力于普通外科、胃肠、乳腺、甲状腺等疾病的外科诊治。1960年，华益慰刚工作没多久，便决定参加支援西藏医疗队，为此他将婚期推迟了一年。1985年，华益慰的母亲病危，老人走的那一天，正赶上他有一台手术，他连老母亲的最后一面都没能见上。2006年7月25日这一天，华益慰被初步诊断为胃癌，但他依然平静地走进手术室，为预约好的病人成功地做完手术，那是他从医56年来的最后一台手术。

△医德小故事

对于病人而言，与其说华益慰是一位尽职尽责、无微不至的医生，不如说他是一位不是亲人却胜似亲人的人。他曾说过："一个医生，只有从内心里尊重病人，才能对病人有耐心。"做手术时，他总是在病人原有的伤口上，或者沿着皱纹开刀，尽量不造成新的瘢痕。在治疗过程中，更是尽可能地替病人省钱。例如一台肠吻合手术,大多数医生会采用吻合器缝合病人伤口,因为这样省事不费力,但是病人则需要支付上万元的费用。面对经济困难的病人,他总是忍着腰酸背痛,不辞辛苦地伏在手术台上,耗时4个小时为病人一针一线地进行缝合,只为省下昂贵的机械使用费。

河北唐山丰润县的农村女孩王文亚,患了食管静脉曲张,她从6岁起就吐血、便血,曾在乡卫生院做过两次手术,却没有明显好转。1992年,她的病情加重,其母决心到北京军区总医院找华益慰寻求希望。经检查,华益慰发现小女孩的血色素只有3克,而只有到10克以上才具备手术条件。于是,他让母女俩先住下,并不断安慰女孩的母亲。手术的那天早晨,护士送女孩到手术室,在手术室门前,华益慰一边和女孩打招呼,一边微笑着向她母亲摆手,说:"您放心吧!"由于女孩已经历过两次手术,皮肤组织粘连严重,稍有不慎便会撕裂血管或者组织,一旦发生这种情况后果不堪设想。于是,华益慰小心翼翼地像绣花般地用手术剪刀一毫米一毫米地剥离皮肤组织。手术一直进行到下午4点半,终于获得了成功,护士们说:"从上了手术台,华主任的汗就没断过,我们为他擦了一天汗。"手术后女孩的病也好了,一家人对华老感激不已。

华益慰曾说:"廉洁是医生的本分,贪财图利,乘人之危,根本不配当医生。"他也身体力行地用自己的行动践行了这句话。在华益慰工作的地方——北京军区总医院,从上到下都知道华益慰有一个坚持了一辈子的规矩,就是不收病人的红包。曾经有位病人,得知家属给红包被拒绝,在快要做手术时还央求华益慰,声称不收红包就不做手术了。无奈之下,华益慰只好先收着。然而,在病人被推进手术室后,华益慰又委托医护人员把红包还给了病人家属。

退休后,华益慰不为地方医院的高薪聘请所动摇,而是被返聘回到了军区医院,并在原来的岗位上继续任职。手术一做就是十几个小时,长时间的手术使得年逾古稀的华老常常感到体力不支,大汗淋漓,每次从手术台上下来,汗水都把衣服浸透了。为了坚持给病人治疗,他特地在手术室准备了一把椅子,累得实在撑不住了,就坐在椅子上给病人继续做手术,就这样他一直坚持到生病去世。

华益慰从医56年,对待工作极其负责,对病人极端热忱,对技术精益求精。他把全部爱心奉献给病人,把毕生精力倾注在军队医学事业中。2006年"感动中国"节目这样评价华益慰:"不拿一分钱,不出一个错,这种极限境界,非有神圣信仰不能达到。他是医术高超与人格高尚的完美结合。他用尽心血,不负生命的嘱托。"

吴殿华：割皮亦凿骨，伤己以救人

△生平简介

吴殿华(1935—2019 年)，河北故城县人，中共党员。吴殿华于 1949 年参加工作，十三次被评为省和全国劳动模范、先进工作者，享受国务院政府特殊津贴。1993 年因参加研制的中药五龙丹治疗冠心病的研究获省卫生科技成果一等奖。他于 1998 年被国际卫生组织评为"世界优秀医学专家"。2012 年入围"感动中国"年度人物评选。他在省级、全国报刊发表论文 50 余篇，著有《老年急症》《易水学源的研究》《遗传性疾病的诊治》《农药中毒防治》等著作 7 部。

△医德小故事

"党和人民培养了我，养育了我，我永远都是人民的医生。不管面临什么困难，只要病人需要，我都义无反顾地去做，哪怕牺牲自己的生命。"这是衡水市冀州区职工医院院长吴殿华老先生生前经常挂在嘴边的一句话。然而从医 70 载，心系病人、热忱服务，数十次奔赴前线，这位拥有许多荣誉称号的老先生却在 2019 年 3 月 5 日永远地离开了我们。

吴殿华 1949 年参加工作，他悉心研究，先后取得 12 项科研成果，一生实施了万余例外科手术，从未发生差错事故。1960 年 4 月 28 日的《石家庄日报》，头版的一篇报道说的就是吴殿华割皮救人的事。1960年3月底，冀州董庄村村民刘孟恋在生产队被铡草机皮带绞断了右手，半截胳膊也被勒得血肉模糊，当即被送到了当时吴殿华工作的医院。在当时的情况下，医疗设施和技术并不先进，如果不加紧治疗，病人的这条胳膊肯定要废了。在这种情况下，吴殿华做出了一个惊人的举动，他割下自己身上的八块皮肤给刘孟恋做了移植。此后，吴殿华"伤己救人"的事迹在冀州广为流传。

1961年，吴殿华为救人又做出了更加令人动容的举动。当时吴殿华接诊了一名病情危重的病人，病人患有膝关节结核病，并且骨坏死程度还在不断恶化。当时的治疗方法是把坏死的骨头锯下来，但如果把这块坏死的骨头锯下来，那么骨头空的地方怎么办？唯一的办法就是植骨，那么用谁的骨头？她那两孩子都不行，治疗迫在眉睫，病人亲属担心残疾，也不同意取用他们的骨头。无奈之下，吴殿华决定用自己的骨头。这种骨移植手术在当时的冀州没有先例，吴殿华只能亲自上阵。整个手术过程持续了五六个小时。终于，这名已经瘫痪两年的病人经过手术又能走了，也能操持农活，一直活到了80多岁。病人的手术成功了，但吴殿华因为凿骨，诱发了神经炎，他的右腿落下了残疾，但他从未后悔过。"病人以生命相托，医生就应用心、耐心地为病人服务。敢担当，不放弃，是对病人最大的承诺，是对生命最大的尊重。"吴殿华曾经这样说过。正是凭着这颗医者初心，从医70载，吴殿华凭借精湛的医技，实现了一次又一次的突破：20世纪70年代，他为病人成功摘除了巨大的卵巢肿瘤；20世纪90年代，他率领科研团队先后取得12项科研成果，实现了"小医院能做大手术"……吴殿华从医以来安全实施手术上万例，先后为困难病人减免检查治疗费用50余万元。

"活一天就要干好一天。为人民服务，我永远在路上！"就是凭着这种信念,吴殿华数次奔赴灾区一线。从四川汶川到青海玉树,从内蒙古呼伦贝尔到四川雅安,从保定涞水到云南鲁甸……哪里有灾难,哪里就有吴殿华的身影。从医 70 载,不论是在诊室行医,还是在灾区救人,吴殿华都恪守一个准则,那就是永远把病人当成自己的亲人。他清贫而充实,温和而坚定。他让温暖传递,让爱心汇聚,直到更多人向弱者张开双臂,直到角落里的人们看到春天。

81

叶欣：平凡见伟大，危难显忠诚

△生平简介

叶欣(1956—2003年)，广东湛江市徐闻县人，出身于医学世家。她1974年被招进广东省中医院卫训队。1976年毕业时，因护理能力测试成绩名列前茅而留院工作。1983年，叶欣被提升为广东省中医院急诊科护士长，成为该院最年轻的护士长。2003年3月24日，叶欣因抢救病人不幸感染"非典"以身殉职，那年她只有46岁。叶欣是无数抗击"非典"战斗英雄的杰出代表，是我国应对重大突发事件中医疗卫生战线涌现的一面旗帜。她被追授"全国优秀共产党员"，追认为革命烈士，荣获白求恩奖章、南丁格尔奖章。2009年被评为100位中华人民共和国成立以来"感动中国"人物之一，2019年被追授"最美奋斗者"荣誉称号。

△医德小故事

古希腊德谟克里特曾说："在患难时忠于义务，是伟大的。"

2002年，当一种可怕的传染病在中国暴发时，叶欣没有退却，没有逃避，一心为病人着想的她仍在踏踏实实地做好自己的工作，"这里危险，让我来吧"是她留给人们的最后一句话。

有一次，一名病情刚刚稳定的病人着急出院回家，便一直和医生争执想尽快出院。可是病人病情刚稳定，如果此时出院，很有可能会因为在途劳累而导致疾病复发。出于为病人考虑，她便提出"我和您一起去吧。您现在病刚好，还得好好休养。路途遥远，子女忙，没人陪伴怎么行？"于是她主动陪同，一路护送病人，像对待父母一样细心照顾老人，嘘寒问暖，并自费购买回来的机票。面对病人感激的目光，她微微一笑，"这是我应该做的"。

对于家境贫寒的病人，她曾出钱为他们买药。对于得了传染病的病人，她总是一马当先，给予他们细致、耐心的护理；对于病人的感谢，她总说"我是一名护士，这是我应该做的"；对于其他护士，她每天强调注意安全预防。即使在最忙的时候，她也会为同事们准备一些补品，以帮助她们提高免疫力。她经常对同事说，得了"非典"已经够不幸的，如果还不去给予他们安慰鼓励，再让他们受到心理上的伤害，这将远比身体上的伤害要大。作为护士，我们更要给予的是爱的力量，生活的力量。

面对"非典"这场没有硝烟的战争，抢救一名"非典"重症病人往往意味着多名医护人员的倒下。不幸的是，叶欣在这场战争中倒下了，并且再也没有站起来。但是没有人能说清，叶欣究竟在什么时候被感染，被死神拉住了脚。因为面对危重症病人，她总是冲在最前方，甚至有时候为了不让太多人介入而选择关起门来抢救病人。有护士说"叶护士长可能是2月24日那天被感染的"，那晚，病人呼吸衰竭，分泌物很多，可能在抢救时喷在叶欣身上了。也有护士说"可能是在3月1日早晨"，那天早上，在抢救一例高度危险的病人时，大家都没有穿隔离衣，在一个小时的抢救中，谁也不肯离开病人花几分钟去穿隔离衣。

叶欣的心中始终装着病人，尽管自己的病情已经十分严重，她仍然放

225

心不下那几个危重病人的护理，她通过呼叫仪和纸笔，不断地叮嘱同事注意防护，还和同病房的病人互相鼓励。叶欣这名在"非典"期间忙得脚不沾地，饭顾不上吃，水顾不上喝的白衣战士最终还是被病魔打倒了。在叶欣去世后，人们在她的桌上发现了一堆厚厚的化验单，化验单的后面全部都是工作记录。这些都是叶欣的心血，她在这场没有硝烟的战争中坚守岗位，始终没有忘记身为护士的职责。

南丁格尔有一句名言："在可怕的疾病与死亡中，我看到人性神圣英勇的升华。"或许这句话是对叶欣最好的评价。叶欣逝世后，无数人缅怀这位白衣战士，被她的事迹感动。叶欣无私奉献、坚守岗位和不怕牺牲的精神，值得我们今天的医务工作者学习。

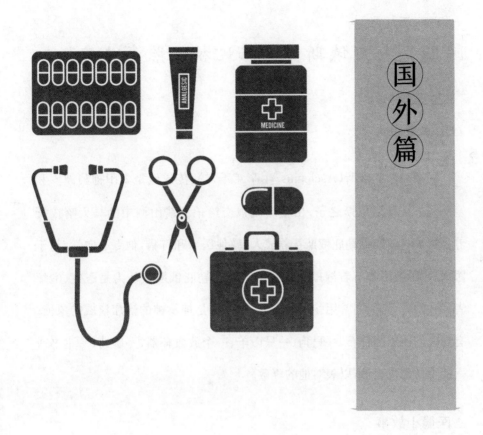

国外篇

1

阿斯克勒庇俄斯：一柄蛇杖，照亮生命

△生平简介

阿斯克勒庇俄斯（Asclepius，生卒年不详），传说他是太阳神阿波罗和塞萨利公主科洛尼斯之子，出生后就被交给珀利翁山洞中的马人喀戎抚养。喀戎将阿斯克勒庇俄斯抚养成人，教他医术和狩猎，他专心向学，笃于医道，对学习医术有着浓厚的兴趣。阿斯克勒庇俄斯被认为是医生、治疗者和救助者，人们通常用蛇来代表他，因为蛇是神及神的治疗权威的象征。有时人们还用圆柱石、一只狗、一只山羊、一个放血杯器、一碗药、一本书或一柄手仗来代表他，以表对他的尊敬。

△医德小故事

希腊神话中流传这样一个故事：有一次，阿斯克勒庇俄斯抚杖正在为如何治疗民众疾病而陷入沉思，这时，一条毒蛇悄悄地盘绕在他的手杖上向他吐出丝丝红信，吓得他赶忙用周围的石头把这条蛇打死了，可忽然又莫名其妙地出现了另一条朝他吐着红信的蛇。这时他下意识将身边的一株草放进死蛇的嘴里，死蛇竟然复活了，随即消失在草丛深处。这件怪事让阿斯克勒庇俄斯顿悟：蛇是有毒的，可以夺人性命；但同时蛇可能还具有

神秘的疗伤能力。由于它能穴居,又能长年贴地游行,因此它熟知一切草木的属性,包括药性,它们的窝便是许多有效药物的生长之地,所以蛇常被认为是智慧的化身。从此以后,阿斯克勒庇俄斯行医人间时,总要带着一柄缠绕着蛇的手杖。他就这样一边行医一边探索,发现了许多可以治疗疾病的草药,很多身患疾病的人因服用了他给的药物而恢复健康。

此后阿斯克勒庇俄斯的医术越来越精湛。再后来在机缘巧合下,他从智慧女神雅典娜那里得到了一小瓶神奇的血液:从左边的血管取,这就是一种致命的毒药;但是如果从右边的血管取,就可令人起死回生。大神宙斯知道后十分震怒,因为这威胁到了只有神才拥有的"不朽",于是用雷劈死了阿斯克勒庇俄斯。被激怒的阿波罗为了报复,射死了为宙斯锻造雷火矢的独目三巨人库克罗珀斯。宙斯大怒,将阿波罗罚往特洛伊为凡人修筑城墙,但之后他也将阿斯克勒庇俄斯升上天空化为蛇夫座。从此以后,人们一直将阿斯克勒庇俄斯奉为医神,并在埃普道鲁斯为他建造了神庙。在他的神庙里,病人同无毒蛇一样躺在空荡荡的地面上。阿斯克勒庇俄斯会出现在他们的梦中,为他们治病,并开出救治的药方。在神话中,他的形象被描述为一位蓄着胡须、手持手杖的中年男子,他的手杖上盘绕着一条神蛇,他们一起周游各地,为人们带来健康。那一柄神蛇杖自此之后也逐渐成为医者救死扶伤的象征与标志,如今,蛇盘绕的手杖也成为医学界的标志和世界卫生组织的会徽。

阿斯克勒庇俄斯怀着拯救全人类的崇高志愿,用自己的一生医治人类的疾病,他的家族及其后代均是医务神人。传说阿斯克勒庇俄斯的妻子是抚慰女神厄庇俄涅,曾生了两个儿子,阿斯克勒庇俄斯还将医术传授给他们两兄弟,他们后来成为希腊围攻特洛伊城时的名医。他们的后人则住在柯斯岛上,世世以医为业。生长于古希腊地域的人无不尊崇医神阿斯克勒庇俄斯,尽管他是神话中的人物,其存在的真实性还有待考证,但是他的形象对西方医学产生了深远的影响,这种影响贯穿了整部西方医学史。

2

希波克拉底：创体液学说，立医德规范

△生平简介

希波克拉底（Hippocrates，约公元前 460—公元前 370 年），古希腊伯里克利时期的医师。他出身于小亚细亚科斯岛的一个医生世家，祖父、父亲都是医生，母亲是接生婆。在古希腊，医生的职业是父子相传的，所以希波克拉底从小就跟随父亲学医。父母去世后，他在希腊、小亚细亚、里海沿岸、北非等地一边游历，一边行医，接触到了民间医学，这丰富了他的学识，提高了他的医术。为了抵制疾病是神赐予的谬说，希波克拉底努力探究人的机体特征和疾病的成因。经过长期研究，提出了"四体液（humours）学说"。他认为，人体由血液（blood）、黏液（phlegm）、黄胆（yellow bile）液和黑胆（black bile）液四种体液组成，这四种体液组合的不同比例使人们有不同的体质。他把疾病看作是发展着的现象，认为医师应该医治的不仅是病，而是病人，从而改变了当时医学中以巫术和宗教为根据的观念。他既是西方医学的创始人，也是西方传统医德的奠基人，被人们尊为"西医学之父"。他提出的医学学说影响了西方医学的发展，他所著的《希波克拉底誓言》也为西方医务人员制定了严密的职业道德准则，当中也强调了任何职位都必须遵循的职业道德规范。

231

△医德小故事

古希腊时期的医学受到宗教迷信的禁锢。大多数人生了病不去找医生,而是把希望寄托在巫师和神灵身上。可是巫师只会念咒施法,以祈祷之法医治他人,不但没有治好病人,反而使其病情加重,有些人甚至因此丢了性命。当时还有许多庸医医术不高却靠着不错的口才愚弄骗人。

希波克拉底出生在一个医生家庭,传说他的家族是医神阿斯克勒庇俄斯的后代,一直延续到他的父亲。所以他从小就耳濡目染,渐渐地对医学产生了浓厚的兴趣,立志要当一名良医。他除了跟从父亲学习,还拜访众多当时的名医,博采众长。于是,他的医术渐渐有了提高,找他看病的人也越来越多,其中有不少是当时的哲学家。希波克拉底和他们成了朋友,并受到他们的影响。在和他们的讨论下,希波克拉底对医学有了新的思考和认识,慢慢地将医学和哲学结合起来形成了希波克拉底医学哲学思想,这就是著名的"四体液学说"。希波克拉底在研究人体构造后,认为人体内有血液、黏液、黄胆液和黑胆液,在通过"四体液学说"具体分析病情后,希波克拉底得出结论:人类因为体内物质过多或过少而得病。

公元前430年,一场疫病肆虐雅典。面对这场可怕的疫病,许多医生手足无措,甚至连医生自己都被感染致病。高热、呕吐、昏迷,然后死亡,无数人出现这种症状。健康的人们只能祈祷神灵,希望能避免被传染得病。作为一位渴望学习知识和拥有探索精神的学者,希波克拉底没有像其他人一样选择避难,反而来到雅典进行实地调查研究。他不顾自身安危,想要探求医治的有效手段。辗转数日,他找到城中唯一没有生病的人(铁匠),在仔细询问和观察这个人的住处后,试图寻找他不会得病的原因。最后他猜想,可能是火为铁匠抵御了疫病,于是他在城内燃起火堆,最终驱除了疫病,使人们的生活恢复了正常。

当时根深蒂固的宗教思想阻碍了医学的传播和发展,为了改变人们的错误观念,希波克拉底不畏禁令,努力研究,提出了"四体液学说",发明了"希波克拉底臼床"和"希氏长凳"等,用自己的医术与巫师做斗争。希波克拉底还考虑到医学的传承,他将人道主义、医学和伦理学相结合,最终写成千古名篇《希波克拉底誓言》。他在誓言中提出医者应有一颗感恩的心,不做缺德害人的事,以及保护病人隐私等医德规范,这对当代医者职业道德素养的提升具有非常重要的指导意义。

《希波克拉底誓言》深刻地反映了希波克拉底的思想信念与道德品格。医疗行业的从业者就职之前必须经历希波克拉底誓言宣誓仪式,这样的仪式从伦理上对医者的行为进行了约束,也让病人能够更加信任医生,有利于医患关系的良性发展,也为西方医学撒下了人道主义的种子。作为"西医学之父",希波克拉底的贡献不仅是首先制定了医生必须遵守的道德规范,还在医学观点和医疗实践方面,对以后西方医学的发展产生了巨大影响。他在一篇题为"箴言"的论文中,辑录了许多关于医学和人生方面的至理名言,如"人生短促,技艺长存""机遇诚难得,试验有风险,决断更可贵"等,这些至理名言至今还能给人以启发。

3

克劳迪亚斯·盖伦：身心并重，医哲兼修

△生平简介

克劳迪亚斯·盖伦（Claudius Galenus，129—199 年），古罗马人，也被称为"帕加玛的盖伦"，是古罗马时期最著名的医生、动物解剖学家和哲学家，被认为是仅次于希波克拉底的第二个医学领域的权威。他一生致力于医疗实践的解剖研究、写作和各类学术活动，撰写了超过 500 部医书，并根据古希腊"四体液学说"提出了人格类型的概念，主要作品有《气质》《本能》《关于自然科学的三篇论文》等，他认为最好的医生同时也应该是一位哲学家。盖伦也是较早注重医患关系的医者，他认为病人应与医生结为同盟，医生应关注病人的内心和兴趣，而不应以自己的利益为出发点。

△医德小故事

盖伦出生在小亚细亚爱琴海边的一个建筑师家庭。尽管他对农业、建筑学、天文学、占星术和哲学都很感兴趣，但其主要精力还是放在医学研究上。盖伦善于向他人学习，博采众家之长。他早年曾跟随柏拉图学派的学者学习，后跟随帕加蒙学习医学，之后他又去到其他城市学习医学和哲学。

盖伦曾经为角斗士当了三四年的保健医生，这也为他能够观察到活的人体解剖提供了很大便利，也使他对医学有了更深的了解。他在公元 157

年回到故乡,被任命为格斗士学校外科医生。众所周知,格斗是一种残酷血腥的运动,格斗士们必须要拼个你死我活才能罢休。学校要求他在降低成本的条件下保全格斗士的性命,以便他们能够重新参加格斗。因不忍心他们过多地经受痛苦,故在很多时候盖伦都是第一时间为他们进行抢救。长此以往,他在创伤外科治疗和康复营养方面积累了大量经验。多年以后,当他谈到自己的外科工作经历时,他自豪地说:"这是既没有被我的老师们所应用,也未曾在他们的著作中谈过的医学技艺。"后来他被人们认为是第一位实验医学家,在治疗方面沿用了许多希波克拉底的传统。他采用温和的方法,如饮食、休息和运动来帮助病人恢复健康,并相信能够通过卫生养生法预防疾病,他的医学观点在今天仍有很高的学术价值。

他曾当众演示解剖动物及生理试验,并在大庭广众之下运用修辞学技巧进行逻辑性很强、言辞犀利的辩论,以此指出当时人们存在的医学认知错误。他从小对人体结构就表现出非凡的兴趣,每一个生命在他的眼里都是无比奇妙的存在。但是当时的人们对于解剖有着极强的抗拒心理,为了了解人体结构,只好去解剖动物,大到牛羊,小到鼠雀。他通过这些实践与摸索,进行类比和学习,最终大致了解了生命个体的基本组成。他全情投入于医学研究,不断摸索,为后人探路。在罗马的那段时间里他进行了大量的医学创作,一生共完成500余部医学著作。由于他藏书的"和平神庙"发生过一次大火,一部分著作也因此被烧毁。时至今日,他仍有150余部著作流传下来。

说起盖伦最成功的研究,那一定是解剖学。尽管当时是罗马人统治的时期,他仍然通过动物试验,在生理学、解剖学及医疗学方面有了许多新发现。他对脑和脊髓进行了研究,考察了心脏的作用,认识到神经起源于脊

235

髓，还认识到人体有消化、呼吸和神经等系统……他发现猿类的身体结构与人很相似，于是把在动物试验中获得的知识应用到人体中。除此之外，他在药物的研究方面也卓有成效。他对植物、动物和矿物的药用价值做了比较深入的研究，在其药物学著作中记载了植物类药 540 种、动物类药 180 种、矿物类药 100 种。但不得不指出的是，由于盖伦的解剖学主要是基于动物的，人和动物的身体构造有许多不同，因此盖伦的解剖学结论不可避免地存在大量错误。

盖伦的医德思想主要来源于希波克拉底，他强调医生不应只专注于自己的利益，而应具备完善的道德品质及哲学家的基本素养，有强烈的责任感，同时他还强调医者在诊疗过程中要站在病人和社会的角度，不应以自己的利益为出发点，病人应与医者结为同盟，医者应关注病人的内心和兴趣，这样才有利于病情转归与治愈。

盖伦穷尽一生都在孜孜不倦地钻研医学，他的贡献不仅在于推动了当时医学实践层面的发展，更重要的是他提出的医学伦理思想促进了良好医患关系的构建。盖伦的思想历久弥新，他的医学伦理思想是更新现代医德理念的重要参考，他强调医者的道德责任感和注重医患关系的观点对当代医者提升医学职业素养、改善医患关系仍大有裨益。

阿维森纳：哲人医生，中东医圣

△生平简介

阿维森纳（Avicenna，980—1037年），塔吉克人，中亚哲人医学家，是与希波克拉底、盖伦齐名的古典医学三巨匠之一。阿维森纳曾流亡波斯萨曼王朝与突厥喀喇汗王朝、伽色尼王朝时代的花剌子模和波斯，并在这些地方行医。据说他一生中的著作达200余部，涉及领域有哲学、医学、自然科学、数学、文学等多个不同学科。其中，最著名的有《哲学、科学大全》，在当时是高水平的百科全书；《医典》直至17世纪还被西方国家视为医学经典，时至今日仍有参考价值。他的理论建立在希波克拉底和盖伦的基础上，12世纪时他的书曾被译成拉丁文，成为欧洲最重要的医学教科书，一直用到哈维时代。

△医德小故事

在人类历史的长河里，无数显赫一时的名人都如浪花一朵，在时间的视线里仅停留片刻便沉入永恒沉默的水底。然而在万千的浪花里仍不乏撼动历史长河的巨浪，他们击碎了代表着未知的礁石，将人类文明送向更远的彼岸。阿维森纳便是极为激烈的巨浪，哪怕是纵观人类整个历史轨迹，这样同时精通哲学、医学、天文学、数学、自然科学的全才也是极为罕见的。他的一生正如璀璨的阿拉伯文明一样,在中东大地上勾勒出浓墨重彩的一笔。

阿维森纳出生在一个富裕的穆斯林家庭,自幼聪颖的他在 10 岁时便能背诵《古兰经》和其他一些阿拉伯与波斯的文学名著。在家庭教师的启发之下,他接触了哲学、天文学、数学、音乐、法律、医学等学科。其中,医学是他最感兴趣的学科,他曾说过"医学并不像数学和哲学那样难懂,我一开始就有浓厚的兴趣,进步非常迅速"。在这样的教育背景与天赋之下,阿维森纳在 17 岁时便已是享誉全国的神医,并获准自由出入苏丹的王室图书馆。

那是千年前的苏丹,午后温和的阳光透过窗棂斜射进苏丹的王室图书馆,洒在闪耀着黄金光泽的古籍的扉页上。一位青年的指尖正停留在书页的某个段落,思索着宇宙与生命的奥秘。《古兰经》的奥义在青年的心里被默念千遍万遍,虔诚的祷告词引得真主安拉也驻足于此,为青年解开心中的疑惑。

于是这样一个年轻却成熟,相信科学却又虔诚侍神的青年便在那段黄金岁月里习得了一生中最为宝贵的书本知识。安静祥和的日子总是无法持续太久,一场罪恶的大火点燃了隐藏在古籍里的先人智慧,萨曼王朝的衰弱与国内政治的动乱迫使阿维森纳开始了他的流亡生涯。因为不愿意为新政权服务,21 岁的阿维森纳被新王朝以"乱臣贼子"的罪名通缉。然而在花剌子模流亡时,一位喜好医学的大臣盛情款待了阿维森纳。这一时期的阿维森纳在接受了书本知识的熏陶和与志同道合者讨论后写下了《论治疗》这本哲学百科全书式的著作。此书巧妙地以医学阐述哲学,虽然其中一些形而上学的观点已经被时代所摒弃,但该书直至今日仍有一定的品读价值。

　　然而,新王朝统治者施行的高压政策使得阿维森纳不得不又一次开始新的逃亡,几经周折,他才在戈尔丹定居了下来。这段时间里,阿维森纳四处行医,并在书本内容与实践的结合下,写下了他的传世著作——《医典》。《医典》一书内容非常丰富,不仅继承了古希腊古典医学的文化精髓,同时也借鉴了古印度和古代中国的不少医学成就,代表了当时阿拉伯医学的最高成就。但由于白天大部分时间阿维森纳都要忙于行医或是参与政治,因此《医典》的撰写只能在深夜进行。虽然他的朋友曾极力劝阻并建议他可以生活得更加舒适一些,但他仍固执己见,这也为他的英年早逝埋下了伏笔。他曾说过"我宁愿过宽广而短促的一生,而不愿过狭隘而漫长的一生",光是这样的思想他便已经超过了那个时代的绝大多数人了吧。

　　后来他又在颠沛流离后再度安定了下来,由于治好了哈马丹一位危在旦夕的国王,因此他被任命为大臣。然而正直又博学的他因不愿谄媚逢迎处处被人排挤,甚至几度陷入危险的境地。新国王继位之后,政治斗争使他被关进了法尔德甘城堡的监狱。也正是在不见天日的狱中,他完成了另一部医学著作——《心脏病论》,为人类医治心脏病的艰辛之路奠定了基础。

　　千年前的中东大地时局变幻莫测,不久后,阿拉·道莱举兵攻占了哈马丹城将阿维森纳救出。然而,多年的流离生活与日夜辛劳使他积劳成疾。在一次随军出征中,57岁的阿维森纳因急腹症抢救无效去世,他的坟墓被留存了下来,供各国有志者瞻仰。

　　纵观阿维森纳的一生,虽然他创造了一个又一个在当时为人称道的奇迹,但他也因为某些思想过于超前,遭到了迫害。他善于思考,追求真理,在信奉真主安拉的同时也对《古兰经》中不少不符合现实的教条进行了反驳；他尊重病人，热爱生命，在流亡途中救下了不少病人。即使他的不少医学理论与哲学思想在如今看来已不合时宜，但这仍然无法磨灭他在人类历史上的重要地位，他的哲学思想与医学著作不仅对阿拉伯产生了深远影响，还流传到欧洲深深影响了西方的医学教学及实践。塔吉克斯坦的钱币上仍然印着他的肖像，而他也被誉为"亚里士多德第二""哲人与医师之王"，永远为后人铭记与传颂。

安德烈·维萨里：不惧教会权威，献身解剖科学

△生平简介

安德烈·维萨里（Andreas Vesalius，1514—1564 年），比利时医生，伟大的生物学家，近代人体解剖学的创始人。安德烈·维萨里出身于布鲁塞尔的一个医学世家，青年时期求学于法国巴黎大学。但是，处在欧洲文艺复兴高潮时期的巴黎大学的医学教育十分落后，仍将盖伦的著作奉为经典，宗教思想依旧统治着医学界。年轻的维萨里对这种现象极为不满。他勤奋好学，并在自学过程中掌握了一定的解剖学知识，也积累了一些这方面的经验，他曾一针见血地指出盖伦解剖学中的错误和教学过程中的弊病，并决心纠正盖伦解剖学中的错误观点以改变这种现状。于是，他挺身而出亲自动手做解剖实验。经过大量的实践，1543 年，年仅 28 岁的维萨里终于完成了按骨骼、肌腱、神经等几大系统描述的巨著《人体构造》。这部作品的出版澄清了盖伦学派主观臆测的种种错误，使解剖学步入正轨。

△医德小故事

16 世纪的欧洲，医学技术水平不高，人们不管患有什么疾病都通过放血来治疗,因此病人的死亡率很高。当时在宗教统治下,解剖人体是大罪,这使得本就滞后的医疗技术更是裹足不前。这个时代的人们将盖伦从解剖动物中总结出的解剖知识奉为真理,容不得一点质疑。许多学者虽然对此存在疑问,却不敢提出。当时的维萨里还是一个学生,他也对盖伦的理论心存疑问,毕竟盖伦只是解剖猪、羊、狗,从未解剖过人体。既然没有解剖过人体,又怎能断定人体的结构呢?对课本抱有疑问的维萨里打算亲自动手解剖人体,但是上哪里找人体做解剖呢?由于当时的教义规定,盗尸者要被处以死刑,因此他只好在夜深人静的时候,偷偷溜到比利时卢万城外的一座专门处死犯人的刑场。那些白天行刑之后晚上没有人来认领的尸体便成了维萨里的目标,他将这些尚未腐坏的尸体运到自己的地下室,拿起解剖刀对尸体进行解剖。就这样,他用手中的解剖刀划开了一个具有现代医学色彩的时代。

在尸体比人命还重要的时代,刑场上消失的尸体,无法不引起有心人的注意。一晚,维萨里被刑场的守卫发现,守卫尾随他来到地下室,而此时的维萨里正在专心致志地进行着他的解剖工作。人的头颅、四肢都摆在桌上,血淋淋的景象吓坏了守卫。维萨里知道自己被守卫发现后,便塞钱让他保守秘密,随后便带着研究成果远赴巴黎。他来到巴黎大学后却发现老师们仍将盖伦的理论奉为圭臬,即使他拿出人的腿骨给老师看,并指出腿骨与盖伦理论中弯曲的形状不符,他的老师依然认为盖伦没有错,甚至说腿骨直是因为现在的人穿窄裤腿导致的。后来,他因进行人体解剖这一行为受到他人攻击,被巴黎大学开除学籍,于是他只能被迫离开巴黎。幸运的是,他有机会在意大利帕多瓦大学任教,并于 1537 年获得博士学位。在任教期间,维萨里继续利用讲课的机会进行尸体解剖与活体解剖教学,吸引了大批学生前来观摩、学习。在那里，他充分利用学校的有利条件继续进行解剖学研究。

业余时间，维萨里开始撰写计划已久的人体解剖学专著。在这部伟大的著作中，维萨里推翻了以盖伦为代表的旧权威们臆测的解剖学理论，以大量、丰富的解剖实践资料对人体的结构进行了精确的描述。他在书中写道：解剖学应该研究活人的、而不是死人的结构。人体的器官、骨骼、肌肉、血管和神经都是密切联系的，每一部分都是有活力的组织。可以说《人体构造》一书是科学的解剖学建立的重要标志。但他的解剖学因触碰天主教会的利益而被视为异端，他本人也因此被迫害流亡致死。

维萨里偷盗死囚的尸体进行解剖试验，在当时是违反教义规定的行为，在今天也是不符合人道主义精神的行为，不过他不畏死亡、敢于挑战、不畏艰辛、追求真理的精神值得赞扬与传承。维萨里不仅是一名伟大的医学界的先驱，更是与哥白尼齐名的科学革命的代表人物。他留下的《人体构造》在今天仍对医学生的解剖学习起巨大作用，解剖学的建立也为血液循环的发现开辟了道路。

6

威廉·哈维：生理奠基人，德学并行者

△生平简介

威廉·哈维（William Harvey，1578—1657 年），出身于英国福克斯通镇一个富裕家庭，是英国 17 世纪著名的生理学家和医学家。他在学习期间专注于解剖学研究，为后来心血管理论的建立奠定了坚实基础。他发现了血液循环和心脏的功能，其贡献是划时代的。他的工作标志着新的生命科学的开始，属于 16 世纪科学革命的一个重要组成部分，这也奠定了近代生理学发展的基础。

△医德小故事

有人说是历史成就了哈维这位医学巨人，事实也确实如此。回顾 1640 年的历史，当时英国资产阶级革命爆发，哈维因其王室御医的特殊身份便跟着国王流亡在外。不久后，他参加了埃吉山战役，受命照顾两个王子，即后来的查理二世和詹姆斯二世。也许正是这样的经历才使他能够在政权更迭中得以保全自身，继续医学研究。后来，尽管战争的枪声已经打响，他仍然坚定不移地进行学术研究。就算有一颗炮弹在他附近爆炸，他也只是挪动一下位置后又继续学习。

哈维虽然出身于富裕家庭，但他并不恃强凌弱欺压百姓，反而非常关注底层人们的生活。他年轻时每周至少有一天坐在诊室接诊,时刻关心病人的病痛,并亲自照顾行动不便的病人,而且从不计较报酬,经常免费为穷人医治。他的宗旨是医生要为穷人做好事。由于他刻苦实践提升医术,且对待病人认真负责,因此很快便获得了众多病人的信任,成了伦敦的名医。1651年,他还秘密捐款为医学院建造了一座图书馆,他的无私奉献精神令人钦佩。

晚年的哈维备受痛风的折磨,但智慧的火苗始终在他心中燃烧,在病痛折磨中仍不忘救济底层人民,让自己的学术研究归于实践。哈维始终保持对医学的向往,认真负责,刻苦实践,敢于挑战权威,就算被人诬陷也从不动摇,只是"专注医学"。

从哈维的身上我们可以看出,成就一位医学巨人的并不完全是医术,更重要的是他的医德与人生境界。哈维心存仁德,他心系底层人民的疾苦,始终将病人的利益放在第一位。他尊重病人,平等地对待每一位病人,即使是在最艰难的环境中也会精研医术,砥砺前行。他的贡献是划时代的,他的工作标志着生命科学的开始。正是由于他对血液循环的深入研究,使得心血管系统开始被人们熟知。他刻苦钻研的精神及尊重病人、平等待人的人道主义精神,值得当代医学从业者学习。

7

托马斯·帕茨瓦尔：划界医患，定义伦理

△生平简介

托马斯·帕茨瓦尔（Thomas Percival，1740—1804 年），出身于英国兰开夏郡瓦灵顿镇的一个医学世家。帕茨瓦尔三岁失怙，青少年时期曾在瓦灵顿学院和爱丁堡大学学习，并在 1765 年获得荷兰莱登大学的医学学位，毕业后在瓦灵顿执业行医，于 1767 年移居曼彻斯特。帕茨瓦尔作为一名医生，具有与生俱来的职业天赋和道德责任感。他在当时的哲学和宗教领域也享有很高的声誉，形成了以他为核心的曼彻斯特文学与哲学学会，并于 1785 年建立曼彻斯特学院，他也在 1793 年至 1800 年担任主席。帕茨瓦尔于 1803 年出版了《医学伦理学》一书，该书意义重大，是医学伦理学学科诞生的标志。

△医德小故事

俗语道："人平不语，水平不流。"1789 年，曼彻斯特医院由于内部管理不当，医生之间出现了纷争。医院管理者无奈之下请求帕茨瓦尔写一份行为规范准则来解决争议，最终纷争得以平息。无独有偶，一年后帕茨瓦尔又写了一份名为《医学法学》的文献以此彻底平息这类事件。没想到这份

文献一面世，便受到了许多人的关注。后来，帕茨瓦尔也在一些人的鼓励下，经过多年的认真思考和探讨研究出版了一本名为《医学伦理学》的书。该书以简练、道德命令式的语言规定了医学从业者应该要注意的各种事项，其中主要包括医生的临床道德义务，医学从业者之间的道德义务，以及一些关于费用收取、医疗技术应用等方面的注意事项。

此书的开篇，帕茨瓦尔首先谈到的是医生维护医院秩序和医学尊严的义务："医生应当使病人对于医学事务有基本的认识，医生要关注病人的健康与生活，这可以使病人更加相信医生的治疗方式。与此同时，医生也当考虑自身的行为举止，是否温和而沉稳，俯就而权威，如此来激发病人感恩、尊敬和信任的观念。"由此可以看出，帕茨瓦尔将医患关系定位成引导者和被引导者的关系，而这种关系并不意味着医生的专断与粗暴，而是加强了医生与病人之间的信任和联系。帕茨瓦尔还主张医生在实践过程中应该认真考虑病人的感受和情绪，他还希望即使在病人有不正确的观念时，医生也不应该单纯地运用权威进行压制，也许这种方式会让病人沉默，但是"在他们的头脑中还会有着强烈的思想，会产生恐惧、焦虑和警惕的情绪，不利于病情的发展和医生的诊治"。从帕茨瓦尔对医患关系的要求中可窥得一斑，这些规定体现了他以"同情"为本质的医学人道主义精神，医生应当是为病人带来希望和舒适的人，是给临终病人带来关爱的人，是重燃病人生命希望的人。

帕茨瓦尔的医学伦理学思想具有突出的人道主义精神，对后世的影响是巨大的。《医学伦理学》的诞生距今已经有 200 余年了，虽然医疗环境的改变使得这本著作中的一些内容没有了太大的现实意义，但是书中强调的医学伦理精神和职业道德操守依然值得今天的医生学习和借鉴！帕茨瓦尔用医学伦理的方式厘清了医生与病人之间的关系,明确了医生这份职业的操守和品格,同时也集中体现了医学人道主义思想,影响了后世医学伦理学的发展方向。

爱德华·琴纳：研牛痘疫苗，辟免疫先驱

△生平简介

爱德华·琴纳（Edward Jenner，1749—1823 年），英国医学家。爱德华攻克了世纪医学难题——天花，他以研究及推广牛痘疫苗，预防天花而闻名。牛痘疫苗的成功为人类开辟了一个新的领域——免疫学。他是在科学基础上征服传染病的先驱，后世称他为"免疫学之父"。爱德华为后人在医学科学研究方向上打开了通道，使巴斯德、科赫等人为其他疾病寻求免疫治疗方法成为可能。

△医德小故事

天花对于 18 世纪的英国人来说是个噩梦，当时天花在欧洲大陆横行肆虐，天花的死亡率达高达 10％，而幸存者也大都有后遗症。糟糕的是，当时的医生对这种疾病毫无头绪，连基本的缓解方法都没有。居住在这片大地上的人们每天都被天花的阴影笼罩着，生怕某一天身边的至亲好友就被这穷凶极恶的病魔夺去了生命。

"这样下去，天花迟早会毁了英格兰！我一定要找到治疗天花的方法！"爱德华，一名普通的英格兰医生，他时常这样跟自己的妻子讨论天花。他不忍看到自己的国家被这种疫病侵害，一直想要找到治疗此病的良方，但一直无法可寻。一次去参观朋友的农场让他有了新发现。他无意间发现,农场雇来的挤奶女工在家里有好几个天花病人的情况下一直没有被感染,这不禁让他产生了疑惑。在仔细观察她们的生活习惯后,他发现她们唯一的共同点就是她们手上的伤口在挤奶的时候碰到了破裂的牛痘,牛痘汁液渗进她们手上皲裂的伤口,哪怕家里有天花病人,女工们也没有被感染。

会不会是牛痘汁液带来的抗病因子呢?会不会接触了牛痘就不会再得天花了呢?经过一番艰辛的研究后,爱德华欣喜地发现,牛痘汁液或许真的可以抑制天花病毒。那么现在最重要的事就是进行人体试验了。可有谁愿意冒着生命危险去接种牛痘呢?爱德华又一次犯了难。这时,向来体贴入微的妻子端着一杯咖啡走了过来,"又在研究天花疫苗啊?先休息休息,儿子在外面踢球呢,你陪他去玩一会儿,放松一下吧。""儿子……儿子,对!儿子还没得过天花,不如就让他先接种疫苗,然后再接种天花,如果未染病,就说明自己的研究有效!如果儿子得了天花,不就说明疫苗是无效的吗。这不正是自己能找到的最好的试验对象吗?"想到这些,爱德华的眼里又有了光彩。妻子看他愣住了,知道他必是想到了什么,于是走上前问:"怎么了?有突破了是吗?"但是当爱德华说完全部计划后,她噤声看着眼前的男人,这个要拿自己儿子生命做赌注的男人。她的泪水慢慢溢出眼眶,但还是轻声地问:"可是,如果你研究的试剂不行,我们的儿子会……""会死,我知道,但是亲爱的,如果我们不尝试,会有千千万万个像我们儿子一样的小朋友失去生命,会有千千万万个母亲失去孩子,妻子失去丈夫啊!我希望你能明白,我不仅仅是一个父亲,更是一个医生,一个医生!"妻子的手慢慢放下,她了解丈夫,知道他的心意已无法改变,只能含着泪点了头。

　　幸运的是,试验很成功。在第一例人体试验成功的基础上,爱德华开始慢慢给自己的病人接种牛痘,并发表了相关研究成果,牛痘疫苗从此诞生了。自此之后,天花的发病率下降了,天花病毒逐步被制服。牛痘接种的成功为免疫学开创了广阔的领域,爱德华为人类医学做出了极大的贡献。

　　今天,人类早已消灭了曾经肆虐人间的传染病天花,爱德华为人类与天花疫情斗争的胜利做出了极其重要的贡献。他虽不是一位有惊天动地创新思想的科学家,但像他这样为人类做出杰出贡献的人确实少之又少。他的方法虽然只用于一种疾病的预防,但是这种疾病为祸人类已久,夺去了无数人的生命,在小我与大我之间,在家人与苍生之间,他最终选择了后者,以自己的孩子做试验之举体现了他无私奉献的精神。他将这项人类历史上前所未有的成果献给了世界,造福了无数人。当然,人们也从来没有忘记他,在他的雕塑下的碑座上刻着这样一句话——向母亲、孩子、人民的英雄致敬!

胡弗兰德：撰写医德规范，重视医者美德

△生平简介

胡弗兰德（Hufeland，1762—1836 年），德国柏林大学教授、律师和医生。《医德十二箴》是其为后人留下的宝贵财富，其中蕴含着他对待病人一视同仁、对待同行谦虚不吝、对待工作严谨负责的高尚医德。

△医德小故事

胡弗兰德将其学医行医的心得体会全部浓缩在其著作《医德十二箴》中。这不仅是他行医时恪守的准则，也为其他医生的行为规范做出了约束，有利于提升医生的职业道德素养，构建良好的医患关系。

胡弗兰德认为，医生活着不是为了自己，而是为了他人，这是医生的职业性质，把名誉或金钱作为自己追求的目标是医生的悲哀。为了挽救同胞的生命和健康，他必须随时准备牺牲自己的睡眠和利益，甚至更重要的东西。医生对待所有事物的一个基本法则是规范所有的行为旨在尽可能实现职业的最高目标，该目标就是救死扶伤、治病救人和减少痛苦。

在行医过程中，胡弗兰德所考虑的只是人，无论富人和穷人、地位高的和地位低的他都一视同仁。在医疗实践中，胡弗兰德不是肤浅行事，而是带着研究和求知的心理行医；他不把病人看作上位的工具，而是行医的目的；他也不把病人看作是试验的对象或者仅仅是工作的对象，而是看成一个人——这一自然界的最高范畴。诚然，医生的缺点很少能够被摆在世人面前，也不能受到法庭的裁决，因为这种裁决需要绝对的证据，而这几乎是无法获得的。所以，医生必须记住：轻浮、悠闲或者任何个人的考虑，都不能让他玩忽职守，因为那时，内心的法官是不会保持沉默的。

当白天的喧嚣沉寂下来，夜深人静时胡弗兰德总会拿出几个小时时间冷静地思考一下自己的病人，记录下病史中最关键的地方及病史中出现的变化，以及他对疾病产生、治疗的一些看法和开过的处方，再次认真地做出诊断。在寂静的黑夜，很多事情会以与白天不同的方式出现，他的脑海中可能会产生新的启示和灵感，而这些启示和灵感在喧闹的白天是根本找不到的。

253

胡弗兰德勤学笃志、善于思考、严谨认真。他有着高超的医术和身为医者的美好品德。他根据自己的从医经历与心得体会写下了《医德十二箴》，并在其医学实践中严格践行。他在《医德十二箴》中关于医生职业道德的思想感悟与行为规范不仅约束了胡弗兰德及与他同时代的医生，对今天的医生仍有启发与约束的作用。他一视同仁地对待所有病人，将人人平等的思想铭刻于心，也因此获得了病人的信任与尊敬。他的医学伦理思想时至今日仍然闪耀着光辉，指引着众多医学工作者在医学之路上砥砺前行。

10

多萝西娅·迪克斯：关注弱势群体，关爱精神病人

△生平简介

多萝西娅·迪克斯（Dorothea Dix，1802—1887 年），出生于美国缅因州的汉普顿，在马萨诸塞州长大，是一名美国社会改革家。多萝西娅一生致力于改善社会弱势群体的生活状况，并获得了相当高的成就。多萝西娅通过向美国国会及各州立法机构反映精神病人的悲惨状况，促成了美国第一批精神病院的创立。虽然身体状况不佳，多萝西娅依然为有精神病缺陷的人们奋斗了近 40 年，并取得了令人钦佩的成就。多萝西娅一生旨在改善社会的行为使她备受人们尊敬。1983 年，美国邮政署颁发了带有多萝西娅头像的纪念邮票，以纪念多萝西娅为改善社会状况，特别是精神病人生活状况的突出贡献。

△医德小故事

多萝西娅的父亲嗜酒成性，性格粗暴，她在 12 岁时便离开父亲来到了波士顿的奶奶家里。多萝西娅原本是一名教师，经常关爱那些被忽视的贫困孩子。1821 年，多萝西娅在一些富裕家庭的帮助下于波士顿开设了一所

女子学校,但多萝西娅的教育事业因为她不佳的身体状况受到了一定的影响。后来,她发现有很多的精神病人非但没有得到关爱和照顾,反而受到人们的歧视与虐待,于是她决心投身到改善精神病人生存状况的事业中去。

19世纪40年代初,为了深入了解精神病人的生存状况,多萝西娅用了两年时间在马萨诸塞州展开了广泛的调查。在走访过程中,多萝西娅震惊地发现,很多照料精神病人的负责人连自己都照顾不好,精神病人还时常被暴力对待。1843年,多萝西娅给马萨诸塞州的立法机构写了一封信。在信中,多萝西娅表达了自己对于政府无动于衷的愤慨和对生活状况恶劣的精神病人的同情。随后,马萨诸塞州的立法机构通过了一项法案:扩建马萨诸塞州伍斯特市的精神病院,改善精神病人的现状。

从那时起,多萝西娅开始在美国的许多州展开游说活动,向人们描述精神病人恶劣的生活状况,并劝说立法机构能够通过有关精神病疗养院建设的法案。这个法案在美国的参众两院都获得了通过。不过,时任美国总统富兰克林·皮尔斯否决了这一法案。富兰克林·皮尔斯认为联邦政府不应该专注于社会福利,福利事务是州政府的责任。

在美国南北战争期间,多萝西娅被联邦军指定为军队护士的负责人。多萝西娅对于护士的挑选有着十分严格的标准,这使得她遭到了一些批评。虽然多萝西娅在担任联邦军护士负责人时受到了批评,但是在她的带领下,联邦军和邦联军的伤员都得到了她和护士们的医治服务。多萝西娅手下的一名护士朱莉亚·威尔洛克曾说:"当时很多伤员都是叛乱分子(邦联军),不过我依然为他们提供了医疗服务,毕竟(我们的)敌人也需要医疗救治,也是有生之灵。"当邦联军领袖罗伯特·李从葛底斯堡撤军时,有大约 5 000 名邦联军伤员被留在了战争的废墟中。多萝西娅带领的联邦军护士随后给这些伤员们提供了医治服务。南北战争结束后,多萝西娅继续关注身体残疾和患有精神病的人们,并继续积极地为改善他们的生活而努力着。

虽然多萝西娅晚年时期身体状况不佳,但她依然十分同情有身心缺陷的人。多萝西娅逝世后,她的遗体被安葬于马萨诸塞州剑桥的 Mount Auburn 陵园。

作为一名社会改革家,多萝西娅一生致力于为精神病人争取福利。通过她的努力,美国的 15 个州和加拿大部分地区建立起了第一批精神病疗养院,她为改善精神病人的生活做出了巨大的贡献。多萝西娅早年还致力于教育事业,她拥有善良和谦逊的品质,为改善社会弱势群体,特别是精神病人的生活状况努力奋斗了一生。她用自己的实际行动践行了人道主义精神,并影响了其他医护工作者,她们不分敌我救治受伤的士兵,尽可能地拯救每一个生命。她乐于奉献、关爱他人的精神与持之以恒的行动值得后人敬仰与尊敬。

11

南丁格尔：提灯女神，献身护理

△生平简介

弗洛伦斯·南丁格尔（Florence Nightingale，1820—1910 年），生于意大利佛罗伦萨市，英国护士、统计学家、社会改革家。心地善良的她有着一颗甘愿奉献的心，她为英国护理事业的创立与发展做出了巨大的贡献。她唯一的夙愿就是做一名好护士，为社会多做一些有益的事情。南丁格尔热爱护理事业，她广泛阅读书籍，并积极投身于护理实践，最终创建了护校。她是 19 世纪少数出类拔萃、令人敬仰的伟大女性之一，在国际医学史上拥有很高的地位。她高尚的品德与职业操守使她成为护理事业的创始人和现代护理教育的奠基人，她也被后人誉为"伤员的天使"和"提灯女神"，"南丁格尔"也成了护士精神的代名词。为了纪念这位近代护理事业的创始人，"5·12"国际护士节就设立在南丁格尔生日这一天。

257

△医德小故事

年幼时善良的南丁格尔常常将受伤的小动物抱回家喂养，等伤好了再放生。她在看到英国城市光鲜亮丽的对立面后受到了极大震撼，她十分同情弱者、受压迫者、穷人、受苦者与孤独者，于是决心要成为一名护士去帮助有需要的人。当时的英国社会对护士这一职业的印象非常刻板，人们很少对护士怀有信任之心。当她和好友说起自己想当护士的愿望时,周围的人纷纷劝说她:"护士真的是太脏太累了,并不适合你。"而她却坚定地说:"能够减轻别人的痛苦,是我最大的快乐。自己的那点劳累,相比于病人身上的苦痛,真的太微不足道了。"

在克里米亚战争爆发后,她认为自己作为一名护士,不能只是在后方等待,必须得做点什么,因此主动申请去前线做一名战地护士。战争时期医疗条件异常恶劣,也没有足够的医护人员。当时英国的参战士兵死亡率高达42%,死亡人数近一半!即使是在这样极其恶劣的环境下,她仍然义无反顾地带领38名护士抵达战火纷飞的前线。在危急情况之下,她极力要求英国军方在战地开设医院为受伤的将士们提供医疗救助。之后,她又带领护士们解决了受伤将士的生活用品和食品问题,并给予受伤将士仔细体贴的护理,在短短半年时间就将原本42%的死亡率降至2.2%。

来到危险的战地后,南丁格尔目睹了伤员被抬到帐篷里等待治疗的情景。可是医生数量有限,哪里忙得过来。每每看到伤员痛苦的模样,南丁格尔便会以最快的速度来到他们身边,轻轻地为其包扎伤口、清除脏污,并用亲切的话语安慰鼓舞他们。无论伤员的伤情有多么严重,她都不愿放弃救治,还鼓励他们千万不要放弃,家人还在等待他们回去。当伤员遇到各种困难时,她也总是第一时间冲出来寻找解决的办法。

为了能减轻伤员的痛苦,南丁格尔除了每天陪伴在他们身边照料看护,到了夜晚,她还会悄悄地手提风灯去一间间病房探视,因为她担心伤员在夜间发生意外来不及救治。于是,伤员的每一次痛呼,南丁格尔都能及时赶来。后来伤员们亲切地称她为"提灯女神"。

如今,我们亲切地称呼护士为白衣天使。而在当时,护士的地位十分低微,医院的医疗环境也很不理想。在当时的人们看来,医院是混乱、脏乱、危险的地方,整天与病人相处,简直是很可怕、很丢脸的事情。南丁格尔的家人同样也不支持她,认为她立志成为一名护士是一件荒唐可笑的事情。但是,在南丁格尔的努力下,昔日地位低微的护士成了崇高的象征。最终,她的努力有了回报,其理念影响了无数人。人们为了纪念她,就将她的生日5月12日作为国际护士节,纪念这位近代护理事业的创始人。她所著的《南丁格尔誓言》正是世界医护人员一生守护的承诺。

南丁格尔以自己专业的医学知识、精湛的护理技术及女性特有的温柔和耐心救治了无数伤患,她用自己的实际行动践行了医者救死扶伤的宗旨,彰显了医者仁心的人性光辉。南丁格尔虽已逝世,但她的精神永不枯萎,已成为无私奉献的象征,她用自己的爱心、耐心、细心和责任心认真护理每一位病人。南丁格尔精神的精髓在于奉献,无私地奉献自己的爱心,就像蜡烛一样燃烧自己照亮别人。如今,南丁格尔精神也成为护理职业,甚至整个医学界的精神动力。

伊丽莎白·布莱克威尔：打破性别歧视，首创女子医学院

△生平简介

伊丽莎白·布莱克威尔（Elizabeth Blackwell,1821—1910 年），出生于英国，后移居美国。伊丽莎白·布莱克威尔是第一个从医学院毕业的女性，是西方第一位成为医生的女性，也是第一位医学女博士。她是美国女子医学教育界的先锋，也是近代医学教育的先驱。1851 年,30 岁的她在美国开办第一家女子诊所。1868 年,47 岁的她成立了自己的女子医学院。除此之外，她还在女权运动中做出了突出贡献。

△医德小故事

虽然"性别歧视"在今天美国的医学界仍未消失，但是不得不说，在过去的一个多世纪里，医院的性别歧视现象已经有了显著的改善。目前，美国有近一半的医学生、三分之一的执业医生是女性。这一切在很大程度上要归功于一个人——伊丽莎白·布莱克威尔。

年轻时候的布莱克威尔是一个充满仁爱的女孩子，起初她只是一名经常去乡村支教的教师。一次去家访时，她遇到了一位身患不治之症的病

人。听到病人痛苦的呻吟，她的内心充满了怜惜和心疼，于是便尽自己所能给予那个病人无微不至的照顾。她还总是安慰病人，给他生活的希望，后来那个病人的情况有了很大的好转。病人对布莱克威尔很是感激，同时发出感慨："明明女性能把病人照顾得更好，为什么国家却不准女性当医生？我真是不明白，为什么你不能去做医生？"病人的这一番话让布莱克威尔很受启发，她发现自己在这方面很有天赋，于是辞掉了工作，立志成为一名医生。可当时的英国没有女性做医生的先例。人人都觉得布莱克威尔疯了，感觉她的想法很可笑。然而就是这种所有人都反对的偏见更加坚定了布莱克威尔想要成为一名医生的信念。

　　1847 年，布莱克威尔终于在自己的不断努力下进入了费城解剖学校。在学校里，布莱克威尔努力学习，研究医学。她的在校成绩十分优秀，医学知识的储备也很丰富。然而当布莱克威尔毕业想去医学院继续深造时，却没有学校愿意接收她。这并没有击倒她想成为一名医生的决心，她自制白大褂，偷偷地潜进医院照顾病人。有一次她混进了一个医疗队却不幸被发现，当别人都指责她时，有一位病人站出来替她辩解，病人的肯定无疑是对她的最好鼓励，也正因如此，布莱克威尔有机会进入美国爱荷华医学院，最终她顺利毕业获得了证书，成了世界上第一位拥有正式学历的女性医生。然而事情进展并不顺利，因为布莱克威尔是女性，所以不能挂牌开诊所。但布莱克威尔从未放弃，她找到了当时《纽约论坛报》的主编，不得已用"绑架"的形式将主编"绑"到她曾经照顾过的病人家里，让他听听他们对她的评价。之后，布莱克威尔很真诚地对这个主编说："当有一条新闻在你面前你却不能报道时，你会难过吗？同样，我作为一名医生却不能救死扶伤，你觉得我是什么样的心情？"主编听后一言不发地走了。隔天，《纽约论坛报》

就刊登了一则启事,上面是布莱克威尔的毕业证书及她为学医所做的努力。这则启事一面世,瞬间引起了社会各界的广泛关注,从此女性便能涉足医学领域了,也因此布莱克威尔的诊所得以顺利开张。

5年后,布莱克威尔开办了纽约医院。但是布莱克威尔在医学这条道路上的斗争仍没有结束,因为她想让更多的女性可以踏入医学领域,希望更多的女性能得到和男性一样的公平待遇。1868年,布莱克维尔创办了伦敦女子医学院。看到越来越多的女孩走进校园,她不禁感慨万千,曾经的她,独自一人坐在满是男生的教室里上课,饱受同学的冷眼与老师的不信任,如今一切都不一样了,她始终坚信:疾病面前,没有性别!

布莱克威尔冲破了时代给予女性的枷锁,她的勇敢反抗为广大女性铺平了道路,她的行为推动了女权运动的发展。在了解了布莱克威尔的生平后,我们能够在脑海中勾勒出一位热爱医学,对病人认真负责的女医生的形象。她是一个品德高尚的人,默默地造福社会,传播正能量;她创办学校、传道授业,为后世培养了许多优秀的女医生。人们常说:"医者仁心,医德为先。"布莱克威尔以其高尚的医德与坚韧的品格行医于人世间,这正是她对这句话的生动诠释。

13

克拉拉·巴顿：战场天使，美德化身

△生平简介

克拉拉·巴顿(Clara Barton,1821—1912年)，出生于美国马萨诸塞州的牛津，毕业于纽约州克林顿学院，是美国著名的人道主义者及美国红十字会的创建人。她当过小学教师，也曾在华盛顿专利局工作。她在新泽西州博登敦镇创立了一所公立学校。她曾经参加过南北战争和普法战争等战争中的救济工作，也曾帮助日内瓦国际红十字会在欧洲开展救济工作。她先后获得过许多国家的奖状、勋章，被称为"战场天使"。她因从事人道主义工作收到了许多奖励，包括"铁十字"奖章、"银十字"奖章及国际红十字组织奖章。克拉拉·巴顿著有《红十字会史》《美国对小亚细亚的远途救济》《和平时期和战争时期的红十字会》《我的童年》等。

△医德小故事

1861年，美国南北战争正式爆发。当时的政府忙于内战，根本无暇照料这些涌入华盛顿的联邦伤员。但如若放任这些伤员伤势的发展，联邦政府很有可能失去一大批理政人才，甚至失去民心。克拉拉深刻地意识到问题的严重性，于是她便辞去教师的职务，想要投入到前线的战斗中去，因为那里更需要她。但由于当时的美国仍然存在性别歧视，她先前所做的救治活动已打破美国先例,因此走投无路的她决定联合美国民众共同向政府请愿,最终政府答应了她的请求。此后,克拉拉踏上了救死扶伤的道路。

　　内战中呼啸的炮弹让周围充满了浓烟,四周一片混乱。战士们印象中的克拉拉总是头上戴着系有红色蝴蝶结的帽子,穿着一条白色的连衣裙,不停歇地穿梭在伤员中给他们包扎上药。一颗颗子弹从克拉拉袖底呼啸而过,但她的脸上没有一丝惊恐。无情的子弹击中了她正在照顾的伤员,她抬起头看着被子弹击中的伤员,眼里噙着泪水。她试图挽救那个年轻的士兵,但事与愿违,士兵还是牺牲了,克拉拉很是难过。一位在战争中受伤的年轻中尉看到这个场景,便走了过来,轻轻地拍了拍她的肩膀。处于悲伤情绪中的克拉拉这才回过神来,接着这位年轻中尉对她说:"你快离开这里吧! 这里很危险,不是女孩子应该待的地方,快找个地方躲起来。"克拉拉却坚定地回答他:"我没事,那些受伤的士兵还等着我去照顾呢,他们不能没有我! 你们不用管我。"她知道自己没有时间在战场上想别的,还有那么多受伤的将士在痛苦中挣扎,在等待着她的救治。

　　19 世纪 60 至 70 年代的美国正处在战火纷飞的年代,我们看到的是尸横遍野、满目凄凉,是兵荒马乱、民不聊生。在残酷的战场上,那抹穿梭在伤员中的白色身影,让人难以忘记。很多人认为,这位充满大爱的女孩一定是上帝派往人间的天使。克拉拉正是战场上的护理"天使",她让护士这一被人歧视的职业变成"天使"职业,她也真正改变了美国女性的地位!

　　克拉拉从一个普通的小女孩一步步成长为反抗美国性别歧视的女英雄,她唤醒了美国女性。她竭尽一生救助他人,为医护工作奉献了自己的一生,她常说:"你不要总想着自己喜欢不喜欢,这个是否可以忍受,也不要老想着救助之外的事情,而要多想想如何才能帮到更多的人。"她竭尽所能救死扶伤,在残酷的战争中为人们送去温暖和曙光。她把自己的一生全部献给人道主义救援事业,终生未婚,她用自己的实际行动传播了人道主义思想,推动了世界人道主义事业的发展。现在,克拉拉也和南丁格尔一样是医护人员的代名词。

14

路易斯·巴斯德：科学无国界，疫苗解千愁

△生平简介

路易斯·巴斯德(Louis Pasteur,1822—1895 年)，出生于法国东尔城，毕业于巴黎大学，是法国著名的微生物学家、爱国化学家。像牛顿开辟经典力学一样，巴斯德开辟了微生物领域，创立了一整套独特的微生物学基本研究方法，并开始用"实践—理论—实践"的方法进行研究，他是一位科学巨人。他研究了微生物的类型、习性、营养、繁殖、作用等，把微生物的研究从主要研究微生物的形态转移到研究微生物的生理途径上来，从而奠定了工业微生物学和医学微生物学的基础，开创了微生物生理学。巴斯德循此前进，在战胜狂犬病、鸡霍乱、炭疽病、蚕病等方面都取得了成果。英国医生李斯特据此解决了创口感染问题。从此，整个医学迈进了细菌学时代。美国学者麦克·哈特所著的《影响人类历史进程的 100 名人排行榜》中，巴斯德名列第 12 位。他发明的巴氏消毒法至今仍被应用。他被世人称颂为"科学王国最完美无缺的人"。

△医德小故事

巴斯德是研制狂犬疫苗的第一人。受当时科学技术的限制，在那个年代，细菌学说占据着统治地位，巴斯德并不知道狂犬病是由一种病毒引起

的。但在一次次的科学实践中，他渐渐积累经验后得出结论：有侵染性的物质经过反复传代和干燥就能减轻其对人体的伤害，他将这种性质命名为毒性。为了继续进行研究，得到更可靠的结论，巴斯德和他的团队冒着被咬伤的危险去采集狂犬的唾液。他曾经为了收集一条疯狗的唾液跪在它的脚下耐心等待。他们将采集回来的狂犬唾液注射到健康犬只的脑中，果然健康的犬只很快开始发病，最终死亡。经过数次的动物试验，巴斯德推断狂犬病毒应该集中作用在神经系统。他先将含有病毒的狂犬延髓提取液多次注射兔子，再将这些减毒的液体注射狗，经过这样的处理之后，这些狗就能抵抗正常强度的狂犬病毒的侵染。经过反复试验，他们成功研制出安全的减毒液体，并将其命名为疫苗。接种过疫苗的狗，即使脑中被注射狂犬病毒也不会再发病。巴斯德非常高兴，宣布狂犬疫苗研制成功！

　　1885年，一位母亲带着被疯狗咬伤的小男孩约瑟芬来到巴斯德的实验室门口，希望巴斯德能够救救她的孩子，她不愿看到孩子就这样满含痛苦地离去。听到这样的请求，巴斯德迟疑了一瞬，他的疫苗从未在人类身上注射过，无法保证药物的安全，也无法保证治疗效果。如果没能挽回孩子的生命，不仅不能解决孩子母亲的忧思之苦，还会让自己的研究受到世人的诟病和怀疑。可是在看见孩子痛苦的面容和孩子母亲绝望的神情时，医者的本能让他立刻打消了所有疑虑，他决定为约瑟芬注射人类第一针狂犬疫苗。而这个时候距离约瑟芬被狗咬伤已经有四五天了，巴斯德在10天中连续给他注射了十几针不同毒性的狂犬疫苗。在治疗的过程中，有人提出："把孩子当试验品是不道德的，我们不知道在人类身上需要用多少剂量。"巴斯德的回答则是："我确定我是在拯救一个孩子的生命，而不是在试验我的疫苗。"一个月后，少年渐渐恢复了健康，巴斯德成为世界上第一个能从狂犬病中挽救生命的人。在1886年，巴斯德还救活了另一位少年。

这个少年在抢救被疯狗袭击的同伴时被严重咬伤,是个 15 岁的牧童,叫朱皮叶。现在,记述着少年见义勇为和巴斯德丰功伟绩的雕塑就坐落在巴黎巴斯德研究所外。

巴斯德的狂犬疫苗成功救治人类的消息传开后,国内外的狂犬病人蜂拥而至,前来注射疫苗。为了满足病人的用药需求,缓解他们的痛苦,巴斯德和助手日夜忙碌着。长年的过度劳累严重损害了巴斯德的健康,1887 年 10 月 23 日上午,他的脑出血再次发作,倒在了写字台上,再也无法说话。

巴斯德在狂犬疫苗研究上的努力付出使其赢得了法国民众的尊重。1888 年,法国政府为表彰他的杰出贡献,成立了巴斯德研究所,并任命他为所长。1889 年,生产工艺已经比较成熟的狂犬疫苗正是由巴斯德研究所推向市场并开始广泛使用的。巴斯德研究鸡霍乱、炭疽病及狂犬病疫苗的指导思想成为日后免疫学的基石,后来,科学家们应用巴斯德的基本思想先后研制出抵御许多严重疾病的疫苗,如能够预防斑疹伤寒和脊髓灰质炎等疾病的疫苗。

现代科学和医学的发展几乎为我们每个人提供了第二次生命。尽管延长生命的功劳并非全部归功于巴斯德,但巴斯德的贡献是如此的重要,以致毫无疑问的是,降低人类死亡率的大部分荣誉应归功于巴斯德。不过他将未经过人体试验验证的疫苗用于救治儿童确实有违人道主义精神,在救治过程中他的内心也遭受着极大的煎熬,幸而最后患儿被成功救治。巴斯德不仅在医学和科学上为人类做出了突出贡献,他敢于冒险、自我奉献的精神及勇于直面困难的胆识更是激励了无数医护人员。科学无国界,巴斯德始终秉持一份博爱之心,他让狂犬疫苗走向世界,救治了无数饱受痛苦折磨的人。

奥托·埃克斯：创德美医院，行博爱之医

△生平简介

奥托·埃克斯（Otto Exi，1869—1934年），出身于德国下萨克森州比克堡市的一个矿工家庭。埃克斯前期在德国的哥廷根大学、维尔茨堡大学和图宾根大学等著名学府进行医学学习和研究，后期投身于治病救人的医学事业中。1905年，埃克斯医生被聘为欧洲著名的侯爵乔治和他的儿子阿道夫二世的私人御医，并兼任御医院的主任医师。他医术高明，在当地颇有名气。1916年，他正式获得了医学教授的头衔。第一次世界大战后埃克斯来到中国天津，并开设诊所为中国百姓无偿看病，他也因此得到了天津人民的爱戴。后来他因一心救人耽误了自己的病情，死于血液感染。埃克斯将一生奉献给了医学。

△医德小故事

埃克斯痴迷医学、视治病救人为天职、对病患极其认真负责和热忱，为人坦诚率真。在他眼中病人没有贵贱之分，有的只是紧急与否。因此，他的医术医德无论是在皇室还是平民之中都有口皆碑。

埃克斯妻子的两个弟弟也是医生，他们在第一次世界大战前就去了天津，并在德租界开了自己的诊所。在天津，埃克斯如同其他乐意融入中国社会的外籍人士一样,请人为自己取了一个悬壶济世且颇具风骨的地道中国名字——"海阁士"。一来"埃克斯"与"海阁士"略有谐音,二来寓意自己是一个来自海外的御医大学士。但在弟弟的诊所里海阁士发现自己与他们不能志同道合,便计划自己开间小诊所。

后来,埃克斯认识了伯瑞尔医生,两人志同道合。1924年,海阁士与伯瑞尔商议,想要在天津建一座高水准的医院。海阁士用自己多年的行医经验精心绘制了蓝图,交给同在天津的奥地利建筑设计师盖苓帮忙建设,自己则回到欧洲为医院购置了整套一流的医疗设备。德美医院开业接诊后,他以医院为家,一心扑在对病人的诊疗和医院的管理工作上。

很快,德美医院的名声传遍了华北,甚至整个东北地区,专程前来看病的达官贵人络绎不绝。在海阁士后人的家中,我们可以看到他的病人赠予的褒奖匾额、条幅和银器等具有重要意义的物品。海阁士也从未忘记过平民百姓,他在医院里专门设置了两间医治穷人的病房,并且分文不取。

后来,海阁士的一只胳膊患了痈疾,而此时他接收了一个身患急症的病人。为了不影响自己的工作,他很快给自己做了手术将痈疾切除。术后伤口愈合良好,但没过几日他开始持续发热。之后他一直忍受着高热和伤痛,继续在医院里给病人做手术。后来伯瑞尔看出了他的问题,将他强制送进诊室进行检查。结果显示,他在给自己做手术时引起了血液感染,最终造成了败血症与肺部感染。经过一个多星期的全力抢救,一直处于高热昏迷状态的海阁士最终告别了他最爱的医院和病人。他逝世以后,送别的人们挤满了教堂。

埃克斯将自己的一生献给人民,献给医学,他也因此永远活在人们的心中。他心怀天下,十年如一日地勤恳工作;他平等待人,对待病人不论贫穷富贵都精心医治；他坚守己心，只与志同道合之人携手并进。这位心怀天下的医生给那时的中国带来的不仅是先进的医疗技术，更多的是他的医德操守与无私奉献的精神，他让当时的人们对西医精神有了切实的了解。埃克斯虽已远去，但是中国人民已将他深深地铭刻于心底，永远不会忘记！

16

亚历克西斯·卡雷尔：血管缝合之父，勇攀医路高峰

△生平简介

亚历克西斯·卡雷尔（Alexis Carrel，1873—1944 年），法国著名医生、实验生物学家。卡雷尔于 1900 年获得医学博士学位，并在大学里做了很长时间的解剖学老师。在此期间他积累了大量的解剖学经验，这些宝贵的经验也为他日后发现全新的血管缝合方法奠定了基础。为了表彰他在血管缝合手术和组织培养技术上里程碑式的伟大创举，他也因此获得了 1912年的诺贝尔生理学或医学奖。他编写了《人的奥秘》《器官培养》《对生命的见解》《人类行为的反省》等著作。

△医德小故事

1894 年 6 月 24 日，法国总统萨迪·卡诺受邀出席里昂展览会的宴会时，一名狂热的意大利无政府主义者突然冲向讲桌，试图行刺这位深受人们爱戴的总统。萨迪·卡诺的肺主动脉被刀具刺穿，随即血流不止。由于当时外科手术在血管缝合问题上缺乏经验，经过两天的抢救，医院最终遗憾地宣布了萨迪·卡诺死亡的消息。这个震惊世界的事件深深地刻在卡

雷尔的脑海中，使他的心久久不能平静。于是他暗自给自己定下一个伟大的目标，希望有朝一日能帮助人们攻克血管缝合这一世界难题。而这一年他只是一名 20 岁的实习医生。

在那个年代，对于救治像萨迪·卡诺这样血管破裂、严重出血的病人，外科医生能做的事情不多。对于四肢出血的病人，外科医生只能用布带把离伤口近的地方扎紧，这样虽然能止血，但是紧紧勒住的四肢往往会因为缺血而坏死，最终只能截肢以保命；对于头颈部出血的病人，医生基本上无计可施。有人曾尝试把破裂的血管直接缝合，但是由于动脉的血压较大，缝合线很容易崩开。或者即便侥幸成功缝合了血管，依旧可能会留下瘢痕，最终导致病人面临再次出血而被截肢的命运。

1900 年，为了实现自己定下的长远而伟大的目标，卡雷尔开始了其研究医学之奥秘的上下求索之路，也开启了他为人类健康事业的发展而孜孜以求的拼搏之路。在结束十年艰辛的医学求学之路后，他成功拿到了医学博士学位，并留在了里昂大学的医学院。但他并没有因为自己所获得的成就而沾沾自喜，而是数十年如一日默默无闻地研究学术、认真工作。

为了能接触到更多的人体标本，他还兼职为学生们上解剖课。在实践探索中，他渐渐摸索出了血管的形态和走向，同时他还开展了大量的临床研究工作。这些经历使他渐渐认识到血管缝合是完全可行的，关键是掌握有效的方式和手法。于是他将全部身心投入到血管缝合技术中，经过日复一日，年复一年的研究，他终于掌握了血管缝合手术的关键。1902 年，他在法国的医学报刊上发表了一篇论文，介绍了自己的血管缝合法。这篇文章迅速引起了外科界的重视，并被临床证明牢固而有效；这种方法不仅能止血，还能防止血管缩窄，进而避免了血管栓塞的后遗症。人们被这位持之以恒、一门心思为人类健康事业谋福利的医生的品行所深深折服。

医学之路布满荆棘，为医者当披荆斩棘上下求索。卡雷尔没有选择止步于此，而是继续攀登血管领域的另一个高峰。他不只希望将血管上的小伤口缝合，还希望能够找到完整的替代、重建血管的方法，这样就能拯救更多病人了。

经过漫长的研究，他发现了器官移植存在"排斥反应"，还在动物身上试验了器官移植。毫不夸张地说，卡雷尔单枪匹马地研究出了现代外科手术中血管操作的绝大多数内容，他的许多研究使学术界受益无穷。

1944 年，在世界反法西斯战争胜利的前夕，卡雷尔在法国因病去世。1979 年，法国巴黎的国际天文联合会决定将月球上的一座环形山命名为"卡雷尔"，用以纪念这位为人类做出卓越贡献的医学家。卡雷尔这位穷极一生奉献自己的伟人为人类攀登了一座座高山，最终自己也化作一座巍峨挺拔的山峰，永远激励着医学界的后人：为医者须上下求索，在人类健康事业上不断前行，坚定不移，朝夕不倦。

17

阿尔贝特·施韦泽：热心医疗援助，敬畏一切生命

△生平简介

阿尔贝特·施韦泽(Albert Schweitzer,1875—1965 年),德国哲学家、神学家、人道主义者,提出了"敬畏生命"的伦理学思想。施韦泽是 20 世纪人道主义划时代的伟人,他推进了 20 世纪人道主义思想的发展,他本着以人为本的思想升华了敬畏生命的思想观念。在得知非洲急需医疗援助后,施韦泽来到非洲加蓬,建立丛林诊所,从事医疗援助工作,为非洲医疗的发展做出了巨大的贡献。他在 1952 获得诺贝尔和平奖,成为时代的楷模,有著作《康德的宗教哲学》《巴赫论》《敬畏生命》等。

△医德小故事

施韦泽出身于德、法边界一个小城镇的牧师家庭。两国边界的环境比较恶劣,人们的物质生活条件也很落后。小时候的施韦泽经常在家附近自由自在地玩耍,能够看到各种各样的小动物、美丽的大自然。童年时期的施韦泽就表现出了超出常人的爱心,他在和小动物玩耍时,常常把那些动物看作自己的朋友。也正是在这样的环境下,幼年的施韦泽心中播撒了平

等对待一切生命的思想的种子。

施韦泽家里有一只大黄狗，这只狗特别喜欢咬穿制服的人。家里人对大黄狗的这个举动很反感，于是安排施韦泽来看管这只大黄狗，让它不要咬人。施韦泽只好在穿制服的人来他们家时把大黄狗赶到一个小角落里，但这只大黄狗并不甘心乖乖地待在那里，它总是想要跑出来。施韦泽见它跑出来，就用手上的棒子把它打回去。大黄狗被打后便会痛吼一声，继而连连后退朝施韦泽吼叫。施韦泽知道它的痛苦，便于心不忍十分内疚，就会过去抱住它并抚摸它，不让它跑出去。这样的经历也让他开始思索人和动物的生命价值，他也由此得出不应杀害和折磨生命的结论。

1915年一次乘船途中，一直在思考有关生命命题的施韦泽无意间看到附近的沙滩上有一群河马。他灵光一闪忽然被生命的神奇所震撼，这使他不禁联想到一切生命，真正的伦理学不仅仅局限于人与人之间，应该包括存在于地球上的所有生命。他抓住这一闪而过的灵感，随即开始了研究。他将伦理学的研究范围扩展到一切动物和植物，他认为，不仅要对人的生命，还要对一切植物和动物保持敬畏的态度。善是保持生命、促进生命，使可发展的生命实现其最高价值；恶则是毁灭生命，伤害生命，压制生命的发展。这是必然的、普遍的、绝对的伦理原则。这一观点的提出使他于1952年被授予诺贝尔和平奖。众多医者以他为榜样，一直追寻他的脚步，为医疗事业尽职尽责。

充满智慧的施韦泽还把自己的才智运用到如何帮助别人这个问题上，并开始了自己的尝试。他受自己老师和一些哲学大师的影响，并通过深入研究康德、费希特和黑格尔的思想，提出并完善了自己的观点，并将自己的观点运用于实践。于是他用多种方法为非洲人民筹集医疗费用，并且将筹得的善款捐赠用于医疗事业的建设和发展。非洲条件艰苦、环境恶劣,医疗条件尤是如此,可是谁又能想到,施韦泽来到非洲一待就是 30 年。他怀着敬畏生命的心态和当地人交流,用爱心和善意拉近他和当地非洲居民的距离。尽管最初语言不通,但施韦泽的友善举动打动了当地居民,最终与他们建立了友好的联系。

施韦泽对生命的敬畏不只是停留在口头上,他用自己积极主动的实际行动践行了他的人道主义精神。通过多年的努力,他秉持敬畏生命的思想帮助了无数人,他的思想也广泛传播于世界各地,成为全球志愿者们最尊敬、最仰慕的人之一。他终生奉行的人道主义精神和敬畏生命的思想深深地感动并引导着一代又一代的志愿者,且他的思想对近代伦理学也产生了深厚的影响。这种对伦理学的革命不亚于中世纪的文艺复兴,同时他也为人类可持续发展与世界和平提供了新的思想理论。他创建的施韦泽基金会和施韦泽组织也一直践行着伟大的人道主义精神。施韦泽及其敬畏生命的思想犹如人类通向未来的灯塔,一直指引着我们前进。

18

亚历山大·弗莱明：灵感触发处，终现青霉菌

△生平简介

亚历山大·弗莱明（Alexander Fleming，1881—1955 年），出生于苏格兰基马尔诺克附近的洛克菲尔德，英国细菌学家、生物化学家、微生物学家。弗莱明 13 岁时随兄去伦敦做工，由于意外地得到姑父的一笔遗产，他得以进入伦敦大学圣玛丽医学院学习。1906 年他毕业后留在母校的研究室，帮助老师赖特博士进行免疫学研究。1918 年弗莱明返回圣玛丽医学院加紧进行细菌的研究工作。1922 年他发现了一种叫"溶菌酶"的物质，并发表了《皮肤组织和分泌物中所发现的奇特细菌》的文章。之后，弗莱明又于 1928 年首先发现了青霉素。弗莱明指出，青霉素将会有重要的用途，但他自己未能发明提纯青霉素的技术，致使此药十几年一直未得以使用。1939 年，英国病理学家弗洛里、德国生物化学家钱恩进一步研究改进，最终成功地将青霉素用于治疗人类疾病。青霉素的发现使人类找到了一种具有强大杀菌作用的药物，结束了传染病几乎无法治疗的时代。从此医学界、生物学界掀起了寻找抗菌素新药的高潮，人类进入了合成新药的新时代。1943 年弗莱明成为英国皇家学会院士，1944 年被赐予爵士，1945 年弗莱

明、弗洛里和钱恩共获诺贝尔生理学或医学奖。10 年后弗莱明与世长辞，他因对人类做出的巨大贡献而被安葬于圣保罗大教堂。匈牙利在 1981 年发行了弗莱明诞辰 100 周年的纪念邮票。

△医德小故事

弗莱明的成长之路并非一帆风顺。由于家道中落，他未能完成高等教育。20 岁那年，他因接受了姑父的一笔遗产才可以继续学业。25 岁从医学院毕业之后，他便一直留校从事医学研究工作。

弗莱明是一个脚踏实地的人，他不善空谈，只知默默无言地工作。有一次实验室主任主持业务讨论会，一些实验工作人员口若悬河，哗众取宠，唯独弗莱明一直沉默不语。主任便转过头来问他："弗莱明，你有什么看法？""做。"弗莱明只说了一个字。他的意思是，与其不着边际地夸夸其谈，不如立即进行实验。

一战爆发后，弗莱明奔赴法国前线只为研究疫苗来防止伤口感染。在战火纷飞的年代里，他建议用浓盐水清理伤口。此外，他还和其他同事一起推动了输血技术的改良，他利用新的技术给百余名伤员输血，并全获成功。在弗莱明当军医这段时间里，他亲眼看到许多将士因为伤口感染细菌而痛苦地死去，于是他决心找到一种药物来治疗由细菌引起的疾病。

弗莱明的细菌工作室非常简陋。靠墙排列着灰暗的壁橱，一扇通风比较好的窗户，窗边是一张实验用桌，桌上最显眼的仪器是一架显微镜，工作室里还有几张桌子，上面胡乱放着各种各样的器皿。然而就是在这样简陋的条件下，弗莱明却有了 20 世纪生物学上最伟大的发现——青霉素。

弗莱明曾说："我不是在研究中发现青霉素的，而是偶然碰到它的。"弗莱明在一堆准备清洗的培养皿中发现其中一个培养皿中长出了一种绿色的霉菌。他对此十分感兴趣,就将这种霉菌放在显微镜下面观察。通过观察发现,霉菌周围的细菌都死亡了,这个发现让弗莱明兴奋不已。他又在老鼠和兔子身上做了试验,证实了这种从霉菌中提炼出来的物质既能杀死细菌,又对身体无害,弗莱明将这种霉菌称为"青霉菌"。后来,他在《论青霉菌培养物的抗菌作用,尤其是在 B 型流感嗜血杆菌分离样本中的应用》一文中将这种物质命名为"青霉素"。

毋庸置疑的是,迄今为止青霉素已挽救了数以万计人的生命,这其中大部分的荣誉应当归功于弗莱明。正如当时的牛津病理学系主任哈里斯评价的那样:"没有弗莱明,不会有钱恩及弗洛里;没有钱恩,不会有弗洛里;没有弗洛里,不会有希特利;没有希特利,则不会有盘尼西林。"当然,青霉素挽救无数人的生命,是他和钱恩、弗洛里等几位科学家共同努力的结果,但作为青霉素的发现者,他首先做的事是让青霉素大量生产,自由制造,而不是申请专利,为自己谋取利益。他的这种无私奉献的精神让青霉素更好、更广泛地应用于医疗实践中,拯救了无数伤员病患,为人类做出了巨大贡献。

亨利·诺尔曼·白求恩：漂洋过海济世，大医仁德永铭

△生平简介

亨利·诺尔曼·白求恩（Henry Norman Bethune，1890—1939 年），医学博士，著名胸外科医生，加拿大共产党员，国际主义战士，人道主义者。白求恩出身于加拿大安大略省格雷文赫斯特镇的一个牧师家庭。他在青年时期当过轮船侍者、伐木工、小学教员、记者。他于 1916 年毕业于多伦多大学医学院。白求恩曾在欧美一些国家观摩、实习，在英国和加拿大担任过上尉军医、外科主任。他的胸外科医术在加拿大、英国和美国医学界享有盛名。他于 1935 年加入加拿大共产党，1938 年来到中国参与抗日战争。在中国抗日战争时期，他呕心沥血，直至献出了宝贵的生命。毛主席给予了他高度评价："一个高尚的人，一个纯粹的人，一个有道德的人，一个脱离了低级趣味的人，一个有益于人民的人。"

△医德小故事

白求恩的名字在中国家喻户晓妇孺皆知，他已经成为不畏艰苦、甘于奉献、救死扶伤、大爱无疆的精神象征。据说白求恩从小聪明好学，他才华出众、涉猎广泛。长大后他成了一位富有激情的政治活动家,同时还做过战地记者。白求恩自 1938 年 1 月离开温哥华来到中国,于 1939 年 11 月不幸逝世,在中国共度过了 600 多个日夜。

白求恩同志心系社会发展、大众命运和时代需求,他在中国敌后战场,一边拿手术刀救死扶伤,一边将他对中国的观察变成新闻稿和政论篇,宣传中国共产党在抗日战争中发挥的巨大作用。作为医生的白求恩在中国留下了许多感人的故事。1938 年白求恩不远万里来到中国,他发现这里的人民饱受战争的摧残,这里的战士常因条件简陋、缺医少药而牺牲。战乱中没有足够的药品,没有精密的器材,没有安全的手术台……连会包扎伤口的人都不多。他决心改变这一切,救助更多的人。他克服了语言不通的障碍,着手创办卫生学校,编写医疗教材,提出合理改进的建议,同时挤出自己的空闲时间,教他人医疗知识。他无私慷慨,授人以渔,培养了一大批懂得当时西方医疗技术的人员。白求恩在看到八路军战士们保家卫国、浴血奋战的英勇行为后,被深深地打动了。他提出要上前线支援战士,为他们包扎疗伤,但考虑到白求恩同志的人身安全,大家驳回了他的申请。然而,白求恩不顾大家的反对深入前线冒着敌人的炮火救援伤员,这令八路军战士敬佩不已。于是,大家常常能看到这样的场景:在简陋的手术台上,白求恩医生紧张地进行着外科手术。一架架染红的担架抬进抬出,白求恩医生头也不抬,认真地进行手术。"好了,下一个!"忙完一次手术的他又立即开始下一场手术。他周围的助手则立即围上来协助白求恩:"白医生,让我们来,您休息吧。"回答他们的则是:"不行,不能再耽搁了,你们先回去休息吧。"他们继续劝道:"可是……白医生,已经一天了,您休息一会再手术吧。"白求恩却毅然说道:"我还好,他的伤口已经发炎了……我是医生,不能放弃病人。"

　　枪林弹雨,危险重重,他固执地穿着草鞋与八路军战士同甘共苦,再苦再累也不放弃伤员。两年中他的精神感动了周围所有人。有一次,战场上有人受伤失血过多需要输血,没有血,怎么办? 白求恩提出战地输血:"我是 O 型血,抽我的。"于是,战地输血在中国第一次取得了成功,人们称赞他为"群众血库"。即使获得人们的赞誉,他也没有因此骄傲自满,仍然努力把工作做好。他说:"我不能松懈,事业还没有完成,我必须把要做的工作做好。"

　　1939 年 11 月 12 日,白求恩手术时因救治伤员不慎被感染,在河北唐县以身殉职,令无数人扼腕痛惜。毛泽东同志在其亲笔撰写的《纪念白求恩》一文中这样回忆:"晋察冀边区的军民,凡亲身接受过白求恩医生的治疗和亲眼看过白求恩医生工作的,无不为之感动。"

　　白求恩医生漂洋过海来到万里之外的中国,本着国际人道主义精神和对正在遭受战火威胁的中国人民的深切同情日夜奋战于救治伤员的第一线,他向世人展现了一位以救死扶伤、呵护生命、维系健康为己任的医者的光辉形象。白求恩时刻谨记自己作为一名医生的职责,他于 1938 年 9 月 15 日在晋察冀军区模范医院开幕典礼上说过这样一段话:"一个医生,一个护士,一个护理员的责任是什么? 只有一个责任。那就是使我们的病人快乐,帮助他们恢复健康,恢复力量。你必须把每一个病人看作是你的兄弟,你的父亲。"中国人一直讲"医乃仁术",对待病人"普同一等,皆如至亲之想",白求恩同志也正是这样做的,他把病人当作自己的亲人,他以医者所特有的方式给予病人关爱和体贴,他无私奉献的精神感动了所有人,他的事迹必将载入史册,化为激励后人的精神象征。

20

弗雷德里克·格兰特·班廷：为灵感插翅膀，助人类克顽疾

△生平简介

弗雷德里克·格兰特·班廷(Sir Frederick Grant Banting，1891—1941年)，加拿大外科医师、生理学家。1916年，班廷于多伦多大学医学院毕业，随后应征入伍任军医上尉。他复员后在伦敦西方大学医学院开展教学和研究工作，又于1921年回到加拿大多伦多大学医学院任职。班廷与贝斯特等一同从动物胰腺中提取出可供临床应用的胰岛素，为临床治疗糖尿病做出了重大贡献，挽救了许多糖尿病病人的生命，班廷也因此获得了1923年诺贝尔生理学或医学奖。

△医德小故事

1916年班廷从多伦多大学医学院毕业后，曾作为一名军医奔赴法国和英国前线，他因为表现英勇而被授予陆军十字勋章。复员后的他辗转来到了多伦多大学任职，此时的他对于糖尿病十分感兴趣。那个时代，人们对糖尿病束手无策，人一旦患上了糖尿病，就等于被宣判了死刑。这种"甜蜜"的疾病在距今3 500多年前的古埃及就有过记载，可见它困扰人类之

久。如今我们知道治疗糖尿病颇为有效的药物之一就是胰岛素,而胰岛素的发现者便是这位来自加拿大的生理学家、外科医师班廷。

1920年,班廷无意间从一篇论文中得到启示,论文记述了通过结扎输送消化液至肠内的胰腺管可造成胰腺萎缩性退化。他通过这篇论文做出猜想,即兰格罕氏岛(胰岛)不参与分泌消化液,所以它不退化。假使除胰岛外的胰腺退化了,那么就除去了破坏胰岛素的消化酶,于是胰岛素仍将完好无损。

然而若想成功,仅仅靠猜想是不够的,所以他利用学校的实验室与贝斯特进行了著名的试验。他们将几只狗的胰管进行结扎,等待7周之后,他们发现这些狗的胰腺都萎缩了,并且失去了作为消化器官的功能,然而胰岛在外观上仍是完好的。他们从这些胰腺中分离出一种液体,并将这种液体注射给因切除胰腺而患糖尿病的狗。此提取物很快控制了糖尿病的症状,证明该液体有降低血糖、治疗糖尿病的作用,他们称此物为"岛素"。后来经科利普、麦克劳德的改进,岛素被命名为胰岛素,并在1922年用于临床,取得了巨大成功。正是因为班廷等人的努力,胰岛素可以批量生产,挽救了无数糖尿病病人的生命,使糖尿病这一慢性疾病不再是令人谈之色变的绝症。

班廷在试验完成后的次年获得了诺贝尔奖,但因为贝斯特不曾获得诺贝尔奖,所以班廷将奖金的一半分给了贝斯特,认为这是他应得的。1923年,加拿大议会授予班廷终身年金,并建立班廷研究基金,还在多伦多大学建立班廷-贝斯特医学研究所,任命他为所长。后来班廷从事癌症、冠心病、硅肺等的研究工作。

在二战中,班廷以少校的身份再一次参与了战地医疗工作。然而不幸的是,他因飞机失事丧生于纽芬兰。美国糖尿病协会(ADA)为了纪念班廷的贡献,把每年的全美糖尿病最高奖项命名为班廷奖。随着医学技术的进步,人类对糖尿病有了更深层次的研究,也发现班廷他们试验中的动物模型所患的只是一种比较罕见的糖尿病,即继发性糖尿病或 β 型糖尿病。但无可辩驳的是,他们的贡献使得胰岛素顺利问世,为糖尿病病人争取了生存的机会。

班廷最令人佩服的不仅仅是他为糖尿病病人带来了福音——胰岛素,更在于他的大胆想象与探索精神,他的精神激励着一代又一代的医学工作者奋发研究,助推世界生命科学的发展。这位曾在战争中受伤的军医在战后过得十分贫苦,但他一直坚守己心,在自己热爱的领域发光发热,造福人类。获得成就之后,班廷也不忘曾经合作的伙伴,他待人真诚,无畏生死救治伤者的仁心赢得了世人的赞誉与尊敬。为医学大道上下求索,为世间病患前后奔走,这是无数医学生孜孜以求的,而班廷真正做到了这一点。

马海德：与中华同忧乐，同人民心连心

△生平简介

马海德（1910—1988 年），原名乔治·海德姆（George Hatem），美国人。马海德 23 岁时在瑞士留学，并获得日内瓦医科大学博士学位。马海德为了考察东方热带流行病来到中国。从延安到西柏坡，从抗战到中华人民共和国成立，从困难时期到改革开放，马海德亲历了中国的风起云涌。1949 年中华人民共和国成立，马海德通过申请，成为中华人民共和国第一个外国血统的中国人。他 40 岁时被任命为中华人民共和国卫生部顾问，专研性病和麻风病。1988 年，中华人民共和国卫生部授予他"新中国卫生事业的先驱"荣誉称号。此外，他也获得了很多国际奖项，他于 1979 年获美国北卡罗来纳大学"突出服务奖"；1982 年获美国达米恩-杜顿麻风奖；1986 年获黎巴嫩国家勋章和美国艾伯特-腊斯克医学奖。

△医德小故事

在《百位共产党人百篇小传》中这样评价我们故事的主人公马海德："秉博爱之心，施精湛之术，辨证有方，活人无算。国初首入华籍，更殚厥心，遍驰其迹，倾力于防治麻风之鸿业，泽被杏林。"短短 46 个字生动说明了马海德在我国医疗卫生事业上做出的突出贡献。马海德，一位拥有崇高国际主义精神和精湛医术的美国医生，他将自己的全部智慧和精力奉献给了中国人民。据史料记载，1933年获得医学博士学位之后的马海德因研究一种东方热带病，越过重洋来到上海。在那里，他遇到了影响他一生的爱国进步人士宋庆龄、史沫特莱等人。1936年，在宋庆龄的推荐下，马海德和另一位外国人埃德加·斯诺（《红星照耀中国》的作者）来到中国工农红军最高指挥部，从此马海德便自愿留了下来，他以崇高的国际主义精神和高超的医术为中国人民解放与建设事业服务。

来到中国后的马海德发现，中国的麻风病需要采取措施控制。当时的中国医学家对这种病的认识并不充分，几乎没有任何防控措施。相较其他地区，中国的麻风病人多、居住地区偏远、交通不便、医疗条件差，这让世界上研究麻风病的医生们一筹莫展，大家都不愿前往条件艰苦的中国进行医学研究。马海德在看到中国遭受的苦难时，便决定留下来帮助中国人民渡过难关。在他的不懈努力下，中国的麻风病逐步得到了有效控制，到2000年基本实现了消灭麻风病的目标。这一医学成就让世界各地惊叹不已，他的坚持和努力赢得了全世界人民的尊敬，他也被中华人民共和国卫生部授予"新中国卫生事业的先驱"荣誉称号。

马海德希望能与百姓同甘共苦，并以仁爱之心温暖病人。有一次，马海德在给一位麻风病人拜年时，他主动要求和病人握手，而对方却迟迟不肯伸手。"马大夫在和你握手，你倒是伸手呀！"侧旁传来的声音促使病人缓慢地伸出了他蜷缩的手，并在无言中红了眼眶，那一刻的画面是多么温暖。每当有人称赞他是外国专家时，马海德总是大笑着纠正："我可不是外国专家，我是中国籍，我是完完全全的中国人！"

中华人民共和国刚成立时，梅毒在很多地方流行，危害极大。有些大城市的梅毒患病率为 5%～10%,有的少数民族地区更是因为梅毒的影响,导致出生率大幅下降。1953 年,马海德被任命为以治疗梅毒为主的皮肤病与性病研究所副所长和顾问,正式向梅毒宣战。自 1954 年起,40 多岁的马海德每年都要拿出半年以上的时间到西北偏远地区巡检,为群众亲自做示范。由于困难重重,处境危险,大部分医务人员受不了艰苦的环境而选择放弃,马海德却坚持到了最后。

"夫医者,非仁爱之士,不可托也;非聪明理达者,不可任也;非廉洁纯良,不可信也。"《物理论·论医》一书指出"仁爱"与"理达"是医者的必备条件,中华人民共和国卫生事业的先驱马海德用行动诠释了医者的内涵。作为一位拥有崇高国际主义精神与人道主义精神的医生,马海德心怀大爱,他远渡重洋来到中国,把自己的青春、热血和所有的爱乃至生命都奉献给了中国医疗卫生事业。他用自己的实际行动生动诠释了"医学无国界"的精神内核,也用毕生经历告诉后世医者,生而为医当不畏艰难、不惧挑战、不怕牺牲地为人民谋健康、谋平安、谋幸福。

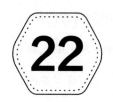

柯棣华：印度"白求恩"，中印谊长存

△生平简介

柯棣华(1910—1942 年)，原名德瓦卡纳思·桑塔拉姆·柯棣尼斯(Kwarkanath S. Kotnis)，出生于英属印度马哈拉施特拉邦的绍拉浦尔市，著名医生，伟大的国际主义战士。虽然柯棣华的家族属于较高的种姓，但由于兄弟姊妹共有 8 人，所以生活并不富裕。他的父亲胸怀民族解放的理想，柯棣华幼年时便随父亲一同参加抵制英货的斗争。后来他考入孟买著名的 G. S. 医学院，但因其参加反对英国殖民者的斗争而被迫辍学。后来，他又以顽强不屈的精神重新考学，终于在 1936 年从孟买助学医学院顺利毕业，并成功考取英国皇家医学院。二战爆发后，他没有去英国上学，而是参加了巴苏医生领导的一个 5 人援华医疗队。他于 1938 年到中国参与国民革命军的伤员救助工作。在这过程中，他发现国民革命军并没有在全力抵抗日本军队，便愤然离队。他在 1939 年 2 月前往延安，加入了八路军医疗队。之后，柯棣华便在晋察冀边区全力抢救伤员，并以自己的身体做试验，治疗在当时边区流行的传染病。1941 年，柯棣华接替牺牲的白求恩医生，成为白求恩国际和平医院的第一任院长。同年，他和卫生学校的教员郭庆兰结婚，婚后育有一子，由当时晋察冀边区司令聂荣臻起名为柯印华。柯棣华于 1942 年 7 月 7 日加入了中国共产党，同年 12 月，由于癫痫病发作,他在前线逝世,年仅 32 岁。1949 年,人们将他和白求恩大夫的骨灰安葬在石家庄华北军区烈士陵园,陵园中矗立着两座雕像,便是柯棣华和白求恩。

△医德小故事

1937 年,卢沟桥事变的枪声响起,沉睡的中国苏醒了。印度国大党领袖尼赫鲁应中国红军总司令朱德的请求,决定派一支小型医疗队到中国,表示印度人民对中国人民的同情与支持。1938 年,有一位普通的医务人员申请赴华支援,从此开启了他的中国之旅,这个人就是柯棣华,后来我们亲切地称他为印度的"白求恩"。

由于深受父亲民族解放思想的影响,因此柯棣华在幼年时期就随父亲参加抵制英货的斗争。早在来中国之前,医疗队就听闻八路军与国民革命军不同,因此他们渴望到共产党领导的敌后方,经过多次的请求,他们终于得到批准。可就在奔赴延安前夕,一个噩耗突然传来,柯棣华的父亲不幸去世。周围的人都劝他回去料理后事,但他强忍悲痛说:"我的家庭的确遭遇巨大的不幸,但这里千千万万无辜受难的百姓更需要我。在我没有实现我向印度国大党所做的保证——至少在中国工作满一年之前,我绝不回印度。"他不是不孝顺的孩子,但是为了千千万万的家庭,他只能暂时"放弃"自己的小家。

自 1939 年 11 月 4 日起,柯棣华和他的印度医疗队便出入于狼烟炮灰之中,走遍了东南、冀西、冀南、冀中、平西和晋察冀敌后抗战根据地,数次突破敌人的围追封锁。在艰苦的抗战环境中,他从未有过怨言,并且克服了很多困难,尤其是语言不通。柯棣华来到中国后,为了了解中国也为了方便和病人沟通,他苦练汉语,据说他仅用一年时间就学会了日常汉语,两年就能在晋察冀卫校的欢迎会上用简单的中文致辞,三年就能同当地人民随意交谈,四年便可阅读报纸和看一般中文书籍。他能够如此迅速地掌握中文与其每日的认真学习有很大的关系,他甚至可以从平时和他人的小玩笑中学习到一些汉语知识。

柯棣华一直以八路军战士的身份严格要求自己,从不要求半点特殊待遇。组织分配给他一匹马,但是他自己并不经常骑,行军途中他或是让身体不好的同志骑,或是用它来驮东西;分配给他稍大一点的房子,他总是腾出来让伤病员养伤,自己则往小屋里搬;他经常穿带补丁的衣服,而把发下的新衣新鞋留给同志们穿。他把克服困难当作锻炼自己、改造思想的好机会。他常说:"我来是为了革命,不是为了享受。"在艰苦的环境中,他总是乐观地说:"我在这里过着一种前所未有的生活,我觉得自己充满了活力。我热爱中国,热爱正以无穷的威力英勇抗战的军民!"

在 1942 年 12 月 8 日这个平常的日子里,带病的柯棣华正在进行一例双侧疝气手术,由于难度较大,手术一直从上午 10 点持续到晚上。当他拖着疲惫的身体走下手术台时,癫痫再次发作,因缺乏有效的药物救治,他于次日凌晨去世,年仅 32 岁。正当柯棣华豪情满怀,准备更好地为中国人民服务时,他却悲壮地倒在了这片红色的土地上,把无限的悲痛留给了人们。在延安各界为他举行的追悼会上,毛主席为他亲笔写下挽词,给予他最高的评价:"印度友人柯棣华大夫远道来华,援助抗日,在延安华北工作五年之久,医治伤员,积劳病逝,全军失一臂助,民族失一友人。柯棣华大夫的国际主义精神是我们永远不应该忘记的。"

来自异国他乡的印度医生柯棣华,怀揣无比坚定的革命信念和崇高的医德风范为中国人民的解放事业服务了五年。柯棣华用自己高超的医术救治了无数中国人，他有着崇高的国际主义精神与高尚的医德品质，他为了"大家"舍弃了"小家"，也献出了自己的生命。他平等对待所有病人，事事以病人为先的态度也赢得了病人的尊敬与爱戴。他是国际主义精神的代表，一名优秀的中国共产党党员，光荣的八路军战士，也是中国人民永远不会忘记的为中国人民解放事业鞠躬尽瘁的国际友人。

23

高田宜：长眠异乡无所惧，援中试疫敲警钟

△生平简介

高田宜（Barbara Courner，？—1942 年），出生年不详，生于英国，受过良好教育，毕业于伦敦妇女卫校。高田宜 1941 年随"国际援华医疗队"来到贵阳，并与中国的医务工作者组建了"中国红十字会救护总队"。1942 年 3 月，日本向广西投掷了鼠疫细菌弹，高田宜所在的救援队得知消息后，准备前往救援。临行前，她不顾身体不适匆忙注射了防疫针以便按时出发，不耽误军队行程。不幸的是防疫针注射后不久，她就出现了过敏反应，不到 24 小时高田宜便与世长辞。这位普通的英国女性为国际人道主义事业献出了自己宝贵的生命，永远长眠在异国他乡，中国人民永远不会忘记她。

△医德小故事

在贵州贵阳的图云关森林公园里，一直屹立着一块历经风雨的墓碑，看似普通，却记载着一位神秘女子的传奇故事。墓碑上刻着"英国女医生之墓"，墓碑两侧刻有中英文对照的碑文，中文碑文是："英国女医生高田宜，1941 年来华支援我国抗战。翌年，侵华日军投掷细菌弹，她为防治菌疫，不幸以身殉职。兹刻碑以志不忘。"

高田宜是一位具有国际人道主义精神和悲悯情怀的英国女医生。要

知道,当时的中国正处于战火纷飞的抗战时期,而英国则是一个相对安全又稳定的国家,她完全可以选择过一种安逸的生活,可是这位年轻的女医生却选择离开故乡远渡重洋来到异国他乡救助他人,体现了她无私奉献的高贵品格。她不惜远离故乡与亲人,漂洋过海来到中国,她把作为一位医者的使命和责任延伸到了另一个国家,甚至可以说,她要救助的不仅仅是中国,而是那些和中国一样正在遭受战乱之苦的国家,这是一种难能可贵的国际人道主义情怀。

自 1940 年起,日军疯狂向中国推行细菌战,高田宜义无反顾地参加关于细菌感染的防治工作,把个人生死置之度外,挽救了无数中国军人的生命。1941 年至 1942 年,残暴的日军相继两次发动细菌战。1942 年 3 月,在日本第二次向中国(广西)投掷鼠疫细菌弹时,高田宜主动请缨加入前线医疗队。队伍临行前,她突然感到身体不适,为了能够按时出发,不耽误部队行程,她给自己注射了防疫针。但是不久后,她就因注射药物后的过敏反应不幸离开人世。

今天当我们伫立在这位女医生的墓碑前,透过一段简短的文字,便可穿过历史的风尘,看到那段血腥的战争岁月。她是战争的牺牲品,是我们心目中的英雄,值得中国人民永远铭记和怀念。

尤金·拉佐斯基："波兰的辛德勒"，善意的守护者

△生平简介

尤金·拉佐斯基（Eugene Lazowski，1913—2006 年），波兰人，一位在二战期间救助了 8 000 名犹太人的医生，被世人称为"波兰的辛德勒"。1937 年，拉佐斯基毕业于波兰首都华沙大学，后进入当地红十字会医院成为一名医生。默默无闻的他在第二次世界大战中，通过制造一个村庄传染病扩散的假象，使"纳粹"当局误以为疫情严重而隔离全村，最终让约 8 000 名犹太人免遭屠杀。除此之外，拉佐斯基还秘密为波兰抵抗运动提供医疗服务，并设法将犹太人送入洛斯瓦朵避难，直至二战胜利。

△医德小故事

电影《辛德勒的名单》广为流传，德国人辛德勒拯救数千名犹太人的故事家喻户晓。可又有多少人知道拉佐斯基呢，这位波兰医生在二战期间运用自己的专业知识与过人智慧瞒天过海，让近 8 000 名犹太人免遭屠杀。

在拉佐斯基从波兰首都华沙大学医学院毕业加入红十字会时，"纳粹"德国就对波兰发动了迅猛的袭击。没过多久，波兰全境就被"纳粹"占领。

"纳粹"抓捕、虐待、屠杀大量的犹太人,这一切让具有人道主义精神的拉佐斯基无比愤怒,但他不知道如何给予犹太人帮助。当时拉佐斯基所在的红十字会是中立的人道主义国际组织,虽然明面上没有遭遇"纳粹"的占领,但实际上早已成为"纳粹"的傀儡。拉佐斯基及他的同事绞尽脑汁想营救遭受地狱般折磨的犹太人,却又心有余而力不足。

有一天,当拉佐斯基正准备关上诊所的门时,忽然跑进来一个衣衫褴褛的中年男人。男人"扑通"一声跪在了地上,拉住拉佐斯基的手说:"医生,求您了,救救我吧,我刚从集中营里逃出来,那里根本不是人待的地方!"拉佐斯基一阵心痛,然而他实在无能为力,"纳粹"已经限制了他的人身自由。拉佐斯基拿出食物递给中年男人,男人没有接,他看着小屋,眼里渴望的光芒暗淡了。这个屋子又窄又小,即使医生收留了他,无处不在的"纳粹"也会找到他。男人转身想走,拉佐斯基却叫住了他:"你在这里躲几天吧。"他把男人暂时安置在了他偷偷挖掘的以应付突发情况的小地下室中。

拉佐斯基坐在椅子上,他心烦意乱,脑海中好像有无数双渴望生命的眼睛正在看着他。难道就这样任"纳粹"宰割吗?有没有办法可以让无辜的犹太人逃离"纳粹"的魔爪?拉佐斯基站起身不停地踱步,却不小心踢翻了一个瓶子,当他低头看那瓶子时脑海中突然生出一个主意来。原来,这瓶子里装的是他做试验用的疫苗,灵感一闪而过,他想到是否可以研制出一种对人体无害的假疫苗来骗过"纳粹"。拉佐斯基激动不已,仿佛在黑暗中看到了光亮。接下来的日子,拉佐斯基夜以继日、废寝忘食地开展研究,经过不断尝试,终于制造出了这种假疫苗。这种疫苗能让人在立克次体检查时呈阳性,但又不会真的对身体造成伤害。拉佐斯基首先在投奔他的男

297

子身上做了试验,这名男子在检查时果然被诊断患上了由立克次体引起的传染性极强的斑疹伤寒。这是一种烈性传染病,一旦发现需要立刻隔离,该男子果然因此幸运获释。试用成功后,拉佐斯基又开始在其他人身上使用这种假疫苗,制造出疫病大规模扩散的假象。"纳粹"担心疫情不断扩散,于是决定隔离全村。就这样这些犹太人躲过了"纳粹"的迫害,拉佐斯基以一人之力拯救了约 8 000 名无辜的犹太人的生命。他不是士兵,无法用武器与"纳粹"斗争,但他是一名医生,他用自己的方法反抗了"纳粹",拯救了犹太人。

以色列建国后,拉佐斯基备受人们敬仰,很多人将这场战争命名为"一个人和'纳粹'德军的战争"。据统计,拉佐斯基救下的犹太人人数比德国商人辛德勒救下的多了 6 倍。我们知道在二战中,被屠杀的犹太人约有 600 万,相比之下,他所救出的 8 000 人似乎不值一提。不过只要回望那段历史,看到那些被"纳粹"无辜杀害的生命,就能体会到他努力的意义。有些人生于盛世,却想着造假害人;有些人生逢乱世,却宁愿冒死救人。拉佐斯基的事迹与二战期间任何一名抵抗"纳粹"的勇士相比都毫不逊色,拉佐斯基可谓"波兰的辛德勒"!

西西里·桑德斯：心系临终病人，创办关怀医院

△生平简介

西西里·桑德斯（Dame Cicely Saunders，1918—2005 年），英国人，临终关怀事业创始人。她先后担任护士、社工，并于 1951 年就读于医学院，1958 年成为医师，1967 年她在伦敦成立了第一家现代安宁疗护院——圣克里斯多弗安宁疗护院，建立了一个以疼痛控制为主的新疗法与多方位治疗相结合的全面护理体系，即临终关怀体系。由于她的不懈努力，全世界开始关注并善待生命垂危者。她也用实际行动推动了新医学的发展，尤其是缓和疗法和现代临终关怀医学的发展。

△医德小故事

桑德斯很早便以为生命垂危者减轻痛苦为自己的使命。她热爱医学，尊重生命，同情怜悯患病之人。尽管她出身于小康之家，但是在二战爆发时，为了挽救更多人的生命，她毅然选择到夜校学习护士课程，她也从此走上了关怀临终病人的医学之路。

桑德斯曾回忆自己是如何明白生命存在的价值，她说："我在这一行的故事可以追溯到 1948 年，那时我是一名社工……我遇到了一名波兰的犹太小伙子,他当时得了一种无法治愈的癌症。慢慢地,我就迷上了他,他叫大卫·塔斯马,他从华沙犹太人区逃到英国,最后在伦敦一家医院病逝。"塔斯马在生命将近时所流露出的痛苦和不安的情绪深深影响了桑德斯。在塔斯马生命的最后两个月里,桑德斯经常到医院陪他,他们一起冷静地讨论与死亡相关的事情。在与塔斯马的谈论中,她渐渐领悟到了自己存在的价值:"我意识到对于病人我们不仅需要帮助他们减轻疼痛,更需要对他们进行全面细致的照顾。人们都需要空间来回归本我,我称这是整体疼痛。根据我对病人的了解,他们在去世前忍受着种种折磨:肉体痛楚、精神痛楚、心理痛楚,甚至包括社交痛楚,而这些是任何人都无法逃避的。从那时起我就开始努力想改善这种情况。"从此之后,桑德斯便以为生命垂危者减轻痛苦作为自己的使命。

桑德斯一生都致力于临终关怀事业,致力于为生命垂危者减轻痛苦。2002年,她在伦敦《每日电讯报》的采访中坦言:"我并不想改变这个世界,我只想改变人们忍受的痛苦。"为圣约瑟夫安宁疗护院义务工作的那段经历是桑德斯一生的宝贵财富。由于她在医院里被告知要全力帮助病人,因此她便不再拘泥于用药剂量指导。也正是这段经历让她开始懂得为了减轻病人疼痛,在病人感到疼痛之前就要使用吗啡。这种做法影响了她今后对疼痛管理和治疗的看法,她认为应该给病人定时配给定量的止痛药,不要让病人在生命的最后时光承受过多的痛苦。当时医学界普遍提倡安乐死,桑德斯的见解异于常人,她曾指出"应该产生新楷模,以改变世界对死亡的看法"。正如她所说的那样,全世界开始关注并善待生命垂危者。她的管理方式在后世也被证明是极其正确的,与其断断续续给予药物为病人止痛,不如通过定点定量的药物管理使病人保持神志清醒,好好享受生活。

桑德斯从不缺乏勇气,她敢想敢做,善于听取他人的建议和意见,她希望能够用自己的力量让更多人善待正在遭受痛苦的生命垂危者。桑德斯的外科医生朋友建议她考取医师资格证,他认为这将会是让她在管理疼痛和关爱垂死病人方面有所建树的基石。经过一番深思熟虑后,她决定努力考取医师资格证,尽管当时几乎没有女性医生,尽管当时桑德斯已不再年轻。之后,桑德斯便开始努力学习医学知识,在她日复一日,年复一年的不懈努力下,终于在1957年取得医师资格证。从此,桑德斯成了一名以改善生命垂危者生活质量为己任的医生。

后来,桑德斯在圣约瑟夫安宁疗护院工作时遇见了又一个影响她一生的人——安东尼·米奇尼维兹。他鼓励桑德斯为生命垂危者开一间安宁疗护院,并建议用为旅人提供避难所的圣人——圣克里斯多弗的名字来命名。桑德斯听从了米奇尼维兹的建议,她耗费十年时间成立了全世界第一家现代安宁疗护院——圣克里斯多弗安宁疗护院。之后她又花了超过五十年的时间来帮助临终者及其家人学会体面地面对死亡。

桑德斯女士是一位勇敢的女性,她敢于冲破世俗的藩篱,坚定地做自己认为应该坚守之事;她是一名战士,她将自己的一生都奉献给了临终关怀事业与遭受病痛折磨的病人;她是一位开拓者,她用自己的力量推动了缓和疗法和现代临终关怀医学的发展。她的现代安宁疗护理念让病人能够体面地面对死亡,也在治疗病人时与他们建立了良好的医患关系,这在一定程度上推动了医学伦理学的发展。有人曾这样评价桑德斯女士:"她的精神和她的心胸一样开阔,她扫清了现代安宁疗护发展会遇到的一切困难,对此我们心存感激。"这位英国女性对现代临终关怀的影响深远,她宽广的心胸与高尚的品德也受到了人们的尊敬与景仰。

26

戴斯蒙德·道斯：不愿握枪掠杀戮，但披白衣做天使

△生平简介

戴斯蒙德·道斯(Desmond Doss,1919—2006 年)，一位投戎从医的美国籍军人。童年时期的道斯和每个小男孩一样有一个军人梦。在参军入伍之后,他却因内心虔诚的信念及人道主义思想而无法在战争中对敌人使用武器。因此,他转而加入了救助伤病员的医疗团队。在太平洋战场上,道斯从未杀死过敌人,却凭借多次在战役中救助多名伤员获得美军最高荣誉——国会荣誉勋章。他是第一个拒绝使用武器,没有杀死过敌人,却获得国会荣誉勋章的士兵。虽然不拿武器,道斯却也是精神上的巨人! 2006年,道斯因肺结核在家中逝世,长眠在了田纳西州的查塔努加市国家公墓。

△医德小故事

道斯是一个充满传奇色彩的英雄人物,他的经历令许多人感到不可思议。他既有军人英勇无畏的精神,也有一颗仁爱之心,所以他不愿带枪支杀人。即使是在战场上,他仍手捧《圣经》,谨守良心底线,恪守基督教第六条"不可杀人"之诫命,最终因在敌人的火力之下救下 75 名士兵的事迹获

得了国会荣誉勋章，并被当作英雄载入美国历史。

其实，他在战场上救的人远不止 75 个。道斯在战争期间服役于第 77 步兵师，第 307 步兵团医疗分队。1945 年，他所属的部队接到上级命令，要求进攻当时位于冲绳岛有 400 英尺（1 英尺＝30.48 厘米）高，近乎垂直的悬崖——钢锯岭。冲绳岛战役有"铁暴雨"之称，这场战役是第二次世界大战太平洋战争中伤亡人数最多的战役。日本方面共有超过 10 万名士兵战死或被俘虏，美军的人员伤亡亦超过 8 万人。冲绳岛仅约 40 平方千米，平均每平方千米至少伤亡 4 500 余人，这场战役是公认的历史上最残酷的战役之一。在冲绳的战斗结束数周后，美军使用原子弹轰炸日本广岛及长崎，最终日本投降。

在这片不到 40 平方千米的岛上，遍布早已设好的机关、埋伏、碉堡与地洞。美军刚一登顶便遭受猛烈的炮火攻击而不得不撤退。然而道斯在全军退回山脚的情况下，独自留在了山崖顶上。他独自面对日军的漫天炮火，一次又一次冲入战场将战友拖出来。在悬崖边，他用自己发明的方法把队友绑好放下山崖。"ONE MORE!（再救一个!）"道斯的心中只有这个声音，这个信念让他在炮火中救出了 75 人。道斯说："战场上遍布着尸体，我不能把我的兄弟们留在战场。他们知道，只要我能，我一定会照顾他们，一定会带他们回家。"事实上，道斯也是那样做的。有一个士兵，双腿被炸断，胸部中弹，在军医已经放弃他时，道斯硬是把他拖到了后方，最后这个士兵活了下来，并且活到了 72 岁。事实上，在那场战役之前，道斯已经救了很多人。在一次行动中，他不幸被击中，但他只是简单包扎了一下，随即又返回战场。虽然他的左臂不幸被弹片击中，但他依然凭借自己的毅力走回救治站。后来在一次战斗中他的左腿被手榴弹炸断，无法行走，只好被战友用担架抬回后方。但当他看到有比他更严重的伤员后，他便执意要从担架上下来，将救治的机会让给其他人。

道斯的英勇行为赢得了战友们的极大尊重，他甚至成了大家的"保护神"，在战斗之前，队友们都会要求道斯为大家祈祷。道斯总是以英勇无畏、不怕牺牲的精神面对残酷血腥的战争，用对生命的尊敬与爱尽心救治受伤战友，最终，道斯获得了美国国会荣誉勋章。1945 年 11 月 1 日，美国总统杜鲁门亲自为道斯授勋，道斯由此成为二战期间第一个拒服兵役，没有任何杀死敌人记录却获得最高荣誉的士兵。在第二次世界大战中只有三人获此特殊表彰（另两个分别是托马斯·贝内特和约瑟夫·拉波因特）。

当信仰与战争纠缠在一起时该做出何种选择，这是世间最难解的题。但由始至终，道斯没有伤害过任何一个敌人，他始终坚守着内心信仰，恪守心中底线，救助了无数濒临死亡的士兵。他无私无畏的仁爱之心与尊重生命的和平精神影响了很多人，也让世人对战争与和平的问题有了更深入的思考。自道斯之后，医疗兵被重视，军队医疗体系也得以发展。他英勇无畏的军医之魂也激励了无数后人从军为医，成为国家坚实的后备力量，为"最可爱的人"撑起一片天空。

27

伊丽莎白·库伯勒·罗斯: 谱写关怀之歌, 篆刻生命之轮

△生平简介

伊丽莎白·库伯勒·罗斯(Elisabeth Kübler. Ross, 1926—2004 年), 美国女作家, 医学博士、精神病学家、生死学大师。库伯勒·罗斯是探讨死亡与临终问题的权威, 她长期致力于照顾重症病儿童、艾滋病病人及老年人, 深受人们的爱戴和敬重。她的著作被译成 27 种语言, 最为中国读者所熟知的是《生命之轮》《你可以更靠近我》《用心去活》等, 她的文字和学术经验给予无数行将就木或逝去亲人之人莫大的安慰。

△医德小故事

库伯勒·罗斯的成长告白悉数记录在她的著作《用心去活》中。这本书讲述了她在岁月流转中照顾重症儿童、艾滋病病人及老年病人的故事与经历, 隽永温馨的文字里流淌出一首对生命深深眷恋的关怀之歌, 以及在面对死亡时倔强的求生呐喊。在一段段刻骨铭心的故事中, 作者不得不面对各种各样的死亡, 生死之命题总在她的脑海中震荡、盘旋, 最终露出清晰可见的轮廓。

库伯勒·罗斯曾向我们讲述了一段她的经历。一位癌症患儿曾写信问她："何为生，何又为死？"他不了解为何自己在如此幼小的年龄就要面对如此高深的问题。库伯勒·罗斯借用女儿的彩笔给他写了一封回信，信上画着斑斓的图画，书写着彩虹般绚烂温馨的语句。库伯勒·罗斯告诉这个孩子，生命就像一所学校，我们一出生便进入了这所学校。在短暂的一生中，我们拼尽全力地活着，学习如何与他人交流，如何与自己相处，再用自己所学去完成每一件我们所热爱且对他人也有益的事情。在我们完成了每一件已了的心愿时，我们便能坦然接受死亡，并且通过死亡，回到我们最初的家。是啊！这不就是所谓的向死而生吗！倘若我们过于纠结"生"，恰恰可能失去生命原本毫无顾忌的美好。

"切记在你一生中只做你爱的事，你也许会穷困潦倒、饥寒交迫或是住在破瓦寒窑中，但你这一辈子真真正正地活过。因为人生最重要的事只有一个——那就是爱。"这句话如黄钟大吕敲开了每一位读者的心灵，这也是库伯勒·罗斯作为医学工作者最坚定的宣言。爱如草蛇灰线，在库伯勒·罗斯的生命中伏脉千里，使得她在生命中每次面临抉择时，都选择了最有意义的那个选项——不顾危险去营救在战火纷飞中受苦受难的人民，甘受冷眼却仍坚持帮助艾滋病病人打造公益平台，宁肯违规也要满足即将告别人世的病人的心愿。

在库伯勒·罗斯白纸黑字的字句中，我们看到的都是关于"爱"的崇高奉献。单纯的医治手段只是冷冰冰的技术，而关爱、善意及宽慰才是作为一个医生最可贵、最富有人文关怀的品质。因为悲悯的心是治愈一切的良药。爱，让我们恒久忍耐并有仁慈；爱，让我们在粗粝的人生中破茧化蝶涅槃重生；爱，让我们坦然面对死亡，看到狂风暴雨在生命之岩上雕刻出的美丽图案。库伯勒·罗斯用她爱的箴言篆刻了无数美丽的生命之轮，生死轮回中，年轮愈发密集，生命之树也更加枝繁叶茂。

28

H.T.恩格尔哈特：聚生命伦理之魂，扬医学人文之美

△生平简介

H.T.恩格尔哈特（H. Tristram Engelhardt，1941—2018 年），莱斯大学哲学教授，当代著名医学哲学家、生命伦理学家，美国《医学与哲学》杂志主编。恩格尔哈特在健康与疾病的本性、死亡的定义、堕胎的道德性质、婴儿的道德地位、安乐死、自杀、基因工程、医疗保健中的社会分配等方面多有建树，曾在这个信仰危机、精神羸弱、文化战火纷飞的时代，勇敢且坚定地将真爱、光明与正义、真全社会和整全道德的理想追求弘扬贯彻。代表作有《生命伦理学基础》《生命伦理学和世俗人文主义》。

△医德小故事

作为当代著名的医学哲学家与生命伦理学家，恩格尔哈特一生完成了20 部生命伦理学与哲学专著和 200 余篇学术文章。在中美正式建交后，他多次来华进行学术交流。其作品也大量被翻译成中文，是中国学者钻研医学伦理学的必读之作。可以说，他对中国医学伦理学的发展有着极大的影响。

恩格尔哈特对于中国文化十分着迷。出于对中国文化的喜爱及对这

片土地的敬爱,他参加了 2010 年 7 月在中国香港召开的第四届建构中国生命伦理学研讨会。在为期四天的"中美不同视角下的生命伦理学"暑期班上,他提到:"生命伦理学是文化的自我理解的一个中心成分,中国人应利用自己的文化资源形成自己的生命伦理学。"在研讨会进程中,他也一直建议并希望中国找到属于自己的方案和道路。他也曾在著作中多次提出:"为了构造其所需要的医疗保健制度,中国需要为自己建构一门生命伦理学。"他还曾在会议中深切地讲道:"中国应批判性地重新考虑如何以道德和政治眼光来制定法律和公共政策,这不仅将确保中国医疗保健在财政上的可持续性,而且还应保护中国的家庭传统和家庭文化不被边缘化。"

当今社会,科学与文化之间已经产生了难以逾越的鸿沟,传统的道德观念近乎瓦解。而恩格尔哈特以哲人般的独特视角与深刻思考回应了这种挑战及其出路。他认为,随着全球化进程加速,生命伦理学的发展正在遭遇堕胎、安乐死等道德冲突,人们必须寻求基于人性的俗世人文主义。作为著名的生命伦理学家和医学哲学家,恩格尔哈特以期建构起超越宗教与世俗之别、东西方文化之异的具有普世意义的人文主义理想。他许诺并实践着这个关于人类、信仰、希望及爱的誓言,我们后辈应追随他的步伐、延续他的事业,将他的伟大思想进行到底!

"斯人已逝,风范犹存。"虽然恩格尔哈特已经逝去,但是他留给人类的宝贵精神财富将永久流传。他用"医学人文主义"弥合了人类道德选择的差异,用自己的行动推动了当代生命伦理学的发展。恩格尔哈特以其独特的医理与仁爱之心凝聚了生命伦理之魂,他也用自己的力量使得医学人文之美永世流芳,值得我们尊敬和怀念。

309

29

詹姆斯·古德里奇：神经外科专家，连体婴儿救星

△生平简介

詹姆斯·古德里奇（James T. Goodrich, 1946—2020 年），出生于美国俄勒冈州，世界著名神经外科医生，分离连体婴儿领域的顶级专家。古德里奇毕业于加州大学尔湾分校，并获哥伦比亚大学医学博士学位。古德里奇在越南战争中担任海军陆战队员，研究历史、文物，旅行和冲浪是他的兴趣所在。后来他投身于医疗救治事业，并在位于纽约布朗克斯区的蒙蒂菲奥里医疗中心医院工作了 30 余年，是该中心的儿科神经外科主任，也是阿尔伯特·爱因斯坦医学院的临床神经外科、儿科、整形和重建外科教授。不幸的是，他于 2020 年感染 COVID-19 与世长辞。

△医德小故事

古德里奇从小就心存仁爱之心，他同情怜悯患病之人，后来一场战争改变了他的人生轨迹。越战时期他曾在美国海军陆战队服役。在这场战争中他看到了太多世间悲剧，受伤、死亡的战士们的惨状使古德里奇的内心受到了极大震撼，于是他决心投身医疗事业，走行医救人之路。

兴趣是最好的老师,古德里奇在青年时期就对医学表现出极其浓烈的兴趣,凭着一腔热血他努力学习知识、勤奋钻研理论,他的专业课几乎是满分。每天他早早起床踏着清晨的第一缕阳光去图书馆学习,他认真学习的态度也影响了与他同住的几位同学。大学生活过后,古德里奇继续攻读硕士、博士学位。他认为临床操作技能是作为一名好的外科医生必须具备的基本技能,于是他便经常进行临床操作的练习,并将这些操作烂熟于心。他对待医学的严谨态度着实令人钦佩。

古德里奇时刻不忘自己作为一名医生的职责,对待学术问题他认真严谨,终其一生不断学习、实践和分享儿童复杂神经外科手术;对待病人他也十分有耐心,时时给予他们帮助。2016 年 10 月,古德里奇完成了一生中第 7 例颅脑相连的连体婴儿分离手术,这个手术震惊了世界。手术的对象是一对不幸的双胞胎,他们是罕见的颅脑相连的连体婴儿,分别叫作阿尼亚斯和杰登。连体婴儿的妊娠发生率极低,在十万分之一至十万分之五,其中大部分没有机会生下来。像阿尼亚斯和杰登这种颅脑相连的孩子的发生率则更低,只有二百五十万分之一,其中四成为死胎,或者即使得以降生,也有三分之一很难活太久。

阿尼亚斯和杰登的母亲在怀孕时就发现孩子的畸形问题,医生也给了她放弃的机会,但她最终决定把孩子生下来。在现代医学技术的帮助下,孩子得以顺利出生。但是两个孩子一出生就面临着悲惨的命运,他们不能坐,更不能站,连翻身都只能朝一个方向,甚至会在某一天突然死去。他们的父母看着可爱的孩子决心要让他们活下来,古德里奇教授是当时分离连体婴儿领域的顶级专家,于是他们满怀希望带着孩子找到了古德里奇教授。阿尼亚斯和杰登的分离手术难度非常之大,两个孩子有大块的脑组织连在一起，里面密布着如蜘蛛网一样的神经和血管，分离难度大到了不可想象的程度。69岁的古德里奇教授已经功成名就，他完全可以不用冒险去救治这两个孩子，因为一旦挑战世界高难度手术失败，就会给自己完美的履历添上不光彩的一笔，甚至赔上自己的一世英名。但古德里奇教授还是毅然决然地选择救治这对不幸的孩子。因为手术难度过高，所以为了尽力救治这两个孩子，古德里奇教授和他的团队通过3D建模进行了长达4个月的模拟手术练习。2016年10月，古德里奇教授率领40人的团队历时27个小时成功将阿尼亚斯和杰登分离。手术取得了圆满成功，孩子不仅活了下来，而且生长发育正常，没有留下严重后遗症。这也是人类第59例颅脑连体分离手术，在一起相连了整整13个月的双胞胎终于彼此看到了对方。

青年的古德里奇奋发学习，积累医学理论知识，刻苦进行医疗技能操作练习。中年的古德里奇已是世界顶级的医学专家，虽然他已经功成名就、身上带着无数荣誉与光环，但他没有因此骄傲自满，依然谨记作为一名医生的初心与使命。身为一名医生，救死扶伤是本性使然，是职业道德要求，古德里奇不以一己私欲放弃救治每一位病人，他的医德品质是医者学习的典范。他一生中完成了多例颅脑分离手术，拯救了许多家庭，我们可以毫不夸张地说，他是上天派来解除病人痛苦的天使。

卡洛·乌尔巴尼：致力人道援助，首确"非典"疫情

△生平简介

卡洛·乌尔巴尼（Carlo Urbani，1956—2003 年），意大利人，传染病学专家。他长期为世界卫生组织工作，专职于传染病学研究，为改善第三世界人民的医疗和健康状况服务。1999 年，乌尔巴尼代表"无国界医生组织"领取了诺贝尔和平奖。在领奖时，乌尔巴尼说他的职责就是"离病人更近一些"。他去世前一直在越南、老挝和柬埔寨从事传染病防治工作。他是全世界第一位确认 SARS 为一种全新疾病的医生。作为在情况不明阶段接触过 SARS 病人的医生，2003 年 3 月 29 日，乌尔巴尼在同病魔争斗了两个多星期后不幸逝世。

△医德小故事

2002 年 11 月，中国广东佛山出现了不明原因的肺炎病例。2003 年 1 月 21 日，卫生部门将这种疾病正式上报，并称之为"非典型肺炎"（不明原因的肺炎）。当年的 2 月 1 日是农历正月初一，春运的大潮使病毒在没有控制的情况下向外辐射，最终扩大为一场全球性的传染病疫情。当时的乌尔巴尼是一名被派驻在东南亚研究儿童寄生虫的专家。他在越南河内接诊了一名准备出门旅行的病人约翰尼·陈,这名病人曾在广东待过三天。在发现了约翰尼·陈这个不同寻常的病人后,短短几天时间里,"法国医院"的许多医生和护士也病倒了。乌尔巴尼当即要求封闭"法国医院",并采取严格的传染病控制措施,对所有患有这种神秘疾病的人进行集中、隔离治疗。乌尔巴尼还建议越南卫生部门立即召开会议,并向公众通报有关信息。世界卫生组织越南办公室主任帕斯卡尔·布鲁顿说:"乌尔巴尼一直在病床前抢救病人。从他通知我们发现了一种新疾病的第一天起,他就一直在病人身边。"由于乌尔巴尼的努力,肆虐在越南的 SARS 疫情被控制住了,自 3 月 22 日起,没有发现新的病例。

314

当大家都因为 SARS 而害怕在医院工作的时候,乌尔巴尼每天都到医院去收集样本,与医护人员交谈,指导医生们加强对这种传染病的控制。他一边亲自救治病人,一边给其他医生讲解治疗方法。在连续工作了 3 个星期后,乌尔巴尼要到泰国参加一个会议。3 月 11 日,乌尔巴尼到达泰国后,一下飞机就病倒了,症状与 SARS 相似,他被立即送往医院接受隔离治疗。乌尔巴尼立即给在河内的妻子打电话:"马上带着孩子们回意大利。我的生命马上就要终止了。"18 天后,乌尔巴尼死于自己一个月前发现的疾病——"重症急性呼吸综合征"。他无畏生死挽救了无数越南民众的生命,自己却不幸逝世。

乌尔巴尼式的牺牲,象征着人类文明中的少数人拥有的美德:巨大的责任感,坚强的职业精神,以及舍生忘死的利他本能。乌尔巴尼去世后不久,世界卫生组织发表声明,肯定了乌尔巴尼的杰出贡献和敬业精神。意大利总统决定授予乌尔巴尼公共卫生金质奖章,以表彰他在卫生防疫方面做出的突出贡献。由于乌尔巴尼首先发现了这种疾病,并一直奋斗在救治病人的第一线,很多科学家提出以乌尔巴尼取的名字来命名这种疾病——"SARS"(重症急性呼吸综合征),以示对他的纪念。

乌尔巴尼身为一名"无国界医生",他以博爱之心与仁义之行坚定地为第三世界的人们提供人道医疗援助。乌尔巴尼在异国他乡,为了阻击"非典"病毒,不幸献出了生命。乌尔巴尼的一生虽然短暂,但是他为全人类所做的贡献将永久铭刻在人们心中,他的国际主义精神和人道主义精神依然在历史的长河中熠熠生辉,他身上闪耀着足以照亮人类和世界的高尚的、纯粹的医者光辉,这些光辉延续了他生命的长度。17年后的今天,一场"新冠"疫情席卷全球。在与疫情"掰手腕"的过程中,有无数英雄舍生忘死地保护我们。在抗疫一线,无数医护人员手挽手,肩并肩,用血肉之躯铸成阻挡病毒传播的"钢铁长城"。他们是天使,更是我们的守护神,他们愿意舍弃自己的生命换取他人的康健,他们在疫情中所做的努力与贡献值得世人永远铭记!

国外篇

315